卵巢养好 女人才好

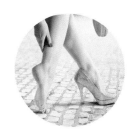 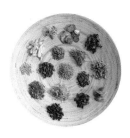 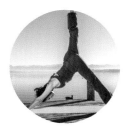 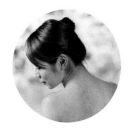

一本致力于让中国女性年轻十岁的书

U0318649

女人不养巢 难道等着老？

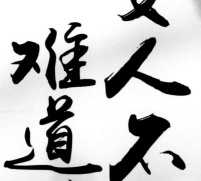

岐伯曰：**女子**

【七岁】肾气盛，齿更发长。

【二七】而天癸至，任脉通，太冲脉盛，月事以时下，故有子。

【三七】肾气平均，故真牙生而长极。

【四七】筋骨坚，发长极，身体盛壮。

【五七】阳明脉衰，面始焦，发始堕。

【六七】三阳脉衰于上，面皆焦，发始白。

【七七】任脉虚，太冲脉衰少，天癸竭，地道不通，
故形坏而无子也。

——《黄帝内经》素问篇·上古天真论

全球养巢运动倡导者
国际卵巢保养领导品牌
——巢之安

将它燃烧起来吧……

没有什么比你体内的更富于激情

而不是火焰的势力

就会散发出芬芳

你体内的热力

唤醒卵巢

巢之安牌
知本天韵胶囊

天癸：指先天藏于肾精之中，具有促进生殖功能发育成熟的物质。现代医学认为这个物质就是每个女性出生时，卵巢所携带的约15万～50万个可以孕育卵子的卵泡。青春期以后，卵泡逐渐减少。到了生育期，女性只有300～400个卵泡能发育成熟并经排出，其余卵泡均发育到一定程度即自行退化。随着卵巢内残余卵泡数目的减少，雌激素水平逐渐下降，并随之出现更年期症状。当卵巢内残余卵泡的数目少于一定数量时，就不再排卵和来月经了。中国妇女平均绝经年龄为49岁左右，40岁以前绝经为早绝经，也就是卵巢早衰。通常情况下，每个女性体内卵泡数目从出生后就是一定的。也就是说，每个妇女的卵巢功能是与生俱来的。天癸至，女性青春期到来；天癸竭，女性青春结束。延长女性的青春，实际上可以说就是延长女性的生育年龄，延长女性卵巢衰老的进度。

卵巢

养好 女人才好

医学博士
陈瑞 著

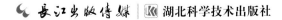
长江出版传媒 | 湖北科学技术出版社

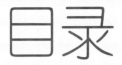

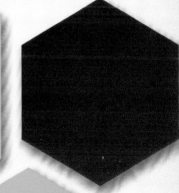

前　言

一本致力于让中国女性年轻十岁的书。

岁月是女人最大的敌人，因为衰老会带来身体和心理上的各种变化，当女人发现自己的皮肤不再光滑，苗条的身材也不见了时，就会沮丧、发怒，束手无策。年轻时风华绝代的电影明星奥黛丽·赫本，晚年曾经亲口描述过她对衰老的感受："那种眼睁睁看着自己一点点老下去的滋味，就好比被一把钝刀子架在脖子上，慢慢地拉过来、挫过去，惨痛的无奈中，只觉得人生充满了暗黑的悲凉……"而越是年轻时美丽动人的女性朋友，在进入人生阅历愈发丰富的中老年后，盘点衰老在自己窈窕身体与俏丽容颜上留下的一道道可怕印痕，恐怕对这种悲凉就体味得越深刻，越彻骨。

中国的女性，衰老似乎来得要格外快一些。奔忙在工作与家庭之间的她们，一心扑在老人、小孩身上，疏于打理自己。往往30岁过后，她们的状态就如抛物线般下降，有的甚至可以说没有中年，度过了短暂的青春期后，就直奔灰色的老年。而反观国外等发达国家的女性，她们普遍比中国的女性晚老上10年，到了中年，她们的美好像就停住了，并且那种真正美好的岁月才刚刚开始呢——因为这时的女性拥有了生活的智慧、成熟的风韵与优雅的举止，开始真正关注内在，为自己而活而不是处处留意别人的眼光。

当你的皮肤开始干枯、出现色斑时；当你开始浑身酸痛时；当你感到时冷时热，而且难以入睡时；当你失去了阴道的润滑，失去了"性趣"时……当这些症状导致你身心疲惫，情绪抑郁时，你也许会思考：为什么面对同样流逝的岁月，同样年龄段的女人们衰老的节奏却并不一致，甚至彼此间还存在着巨大的差异呢？为什么偏偏少数女性就是不显老——甚至四五十岁了，看起来还像是30岁的状态呢？这些不显老的女人身上到底有着什么样的年轻秘密，能把自己像放进冰箱里的水果一样长久"保鲜"？陈瑞博士的这本书将一一为你破解女人的年轻密码!

现代医学界公认:人类的正常寿命应该是100~120岁;而时至今日,世界上绝大多数人的平均寿命只能达到70~80岁。为何?就是人们自身知识的局限,不能科学合理地安排自己的生活。同样,对那些未老先衰,甚至刚刚三四十岁就被衰老苦苦折磨的女人们来说,过早毁掉她们青春、健康和美丽的,其实并不是流逝的岁月,而是她们对自己的放弃与无知!本书将站在医学最前沿的角度,帮助女人真正了解自己的身体,掌握有关衰老的最起码的科学规律,并教给广大女性朋友好方法,让她们留住年轻,延缓衰老,创造出让她们至少年轻10岁、20岁的奇迹!

如果你和其他女性一样,关注自己的容颜与健康;如果你想年届四十,皮肤却依然吹弹可破;如果你想结婚多年后,依然和老公如胶似漆……请读读这本《卵巢养好,女人才好》吧!在书里,你会发现,原来养好卵巢,女性就能轻松维持年轻态,晚老10~20年。这本书不但能帮你了解女性各种衰老问题的本质,而且站在医学最前沿的角度,教会女性如何利用医学常识进行养生与保健,简单有效地摆脱色斑、皱纹、身材走形、夫妻生活不和谐及更年期的困扰。它不仅仅适合中年女性,年轻女性读一读甚好,因为你们会收获很多知识。如果能尽早得到好的指导,养成受益终生的生活习惯与态度,这不是很好的事吗?

女性朋友,不论什么年纪,你都有权利享受生活,很多女性在看完此书后感叹:虽然我不再年轻,可我又找回了年轻的状态!借鉴了书中方法的女性普遍反映:睡眠酣畅了!面色红润了!身材苗条了!夫妻生活和谐了!是这本书让她们变得更年轻、更漂亮、更健康、更有女人味!下面,赶紧打开这本"年轻宝典",开启你的年轻之旅吧!

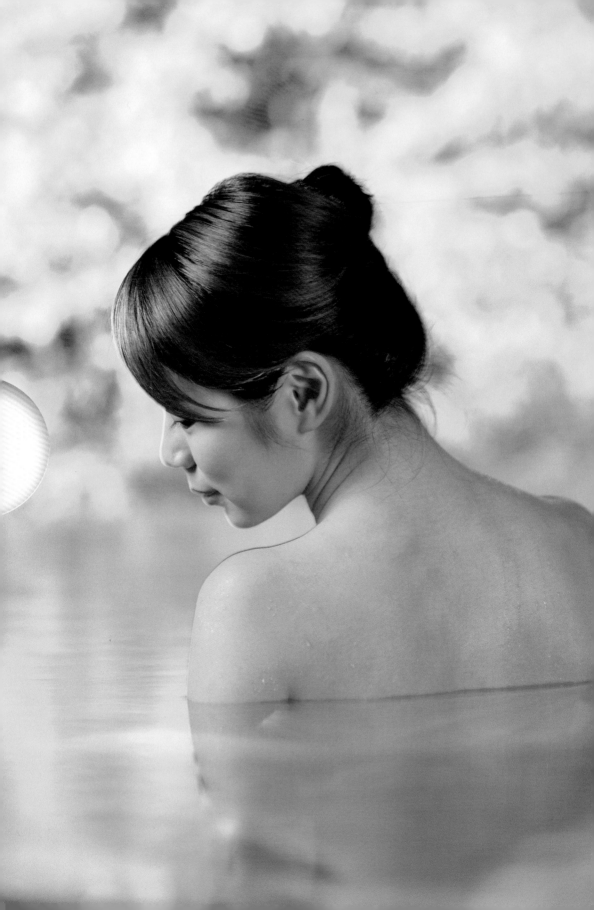

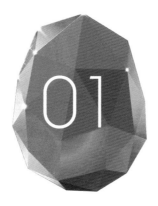

卵巢有多好，你就多年轻

女性朋友，你想找回十年前的自己吗？你想变年轻吗？你想要皮肤变紧、肚子变小，腰身变苗条吗？你想要不长斑、不起皱纹，并把更年期无限推迟吗？你知道我们身边，那些看起来比实际年龄年轻很多的"常青女人"、天生挺胸翘臀的"性感女人"，她们有着什么共同的秘密吗？你知道你的身体里面藏着一个控制年轻的"开关"吗？

其实，以上所有问题答案的关键，就是两个字——卵巢。

女人之所以成其为女人，本质的原因在于内分泌。正是女性特有的内分泌器官——卵巢和它分泌的雌激素——"女性荷尔蒙"，才决定了女人有别于男人的魅力与柔情，也决定了女人一生的健康、美丽和"花期"，所以说，卵巢是女人的生命之源。但是，据统计，90%以上的女性竟对卵巢功能一无所知哦！

你了解过卵巢？你知道水嫩光洁的肌肤、高胸纤腰的迷人曲线，以及每月必来问候的"老朋友"——月经，它们与卵巢有何联系吗？你知道一个女孩儿从发育到成熟，再从成熟到衰老，那么多的变化，都是谁在秘密地起作用吗？

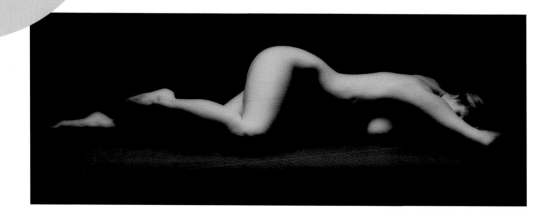

卵巢，女人的魅力之源

卵巢之于女人，犹如甘泉之于花朵。它一方面培育生命的起源——产卵、排卵，另一方面分泌雌激素，维持女人的万种风情。虽然从胚胎起，卵巢就慢慢开始发育，但是直到青春期，卵巢才得以迅速发育并逐渐发育成熟，女性才开始出现第二性征，青春期的女孩才得以蜕变为女人，具备女性特有的无限魅力。卵巢功能正常，女人才得以散发无尽的女人味，女人才能够孕育新生命，才会有做妈妈的权利。既然卵巢这么重要，我们就先认识一下卵巢吧！

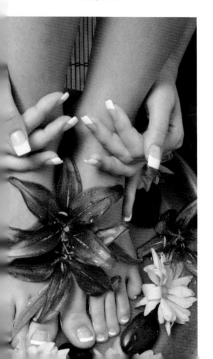

卵巢是女性独有的生殖器官。它位于子宫底的后外侧，左右各 1 个，灰红色，质较韧硬，呈扁平的椭圆形。幼女卵巢表面平滑，性成熟后，由于卵泡的膨大和排卵后结瘢痕，卵巢表面变得凹凸不平。卵巢的大小和形状，因年龄不同而有所差异。成年女性卵巢相当于本人拇指指头大小。长度约为2.93 厘米，宽度约为 1.48 厘米，厚度约为 0.82 厘米，重为 5 克左右。35~45 岁女性卵巢开始逐渐缩小，到绝经期以后，卵巢可逐渐缩小到原体积的 1/2，像花生米那么大。由于卵巢屡次排卵，卵泡破裂萎缩，由结缔组织代替，故其实质渐次变硬。

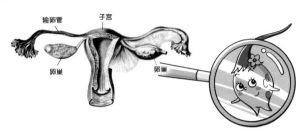

输卵管　子宫
卵巢　卵巢

然而，卵巢"个"虽小，但结构和功能不简单。卵巢的内部结构可分为皮质和髓质。皮质在外层，其中有数以万计的原始卵泡及致密结缔组织；髓质在中心，无卵泡，含疏松结缔组织及丰富的血管、神经、淋巴管等。随着年龄的增长，卵巢会发生一系列的改变：如新生儿出生时卵巢有 15 万~50 万个卵泡，成年后只有 400~500 个卵泡发育成熟，未受精的均退化，绝经后皮质内几乎无卵泡。

那么，卵巢对女性来说到底有什么作用呢？卵巢作为女性的性腺，有两大方面的作用。

其一，生殖功能，即卵巢每月定期排卵（孕期除外）。一般来说，两侧卵巢交替进行。每月一般只有一个发育成熟的卵子从卵巢内的卵泡释放出来，排卵后卵子存活数小时，此时，卵子如进入输卵管并遇到精子即受精成为孕卵（受精卵），女人受孕可以孕育宝宝。

其二，内分泌功能，即卵巢分泌性激素，如雌激素、孕激素、雄激素等20多种激素和生长因子。它们滋养着人体骨骼、

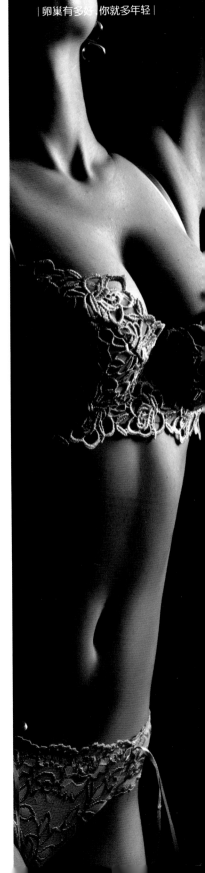

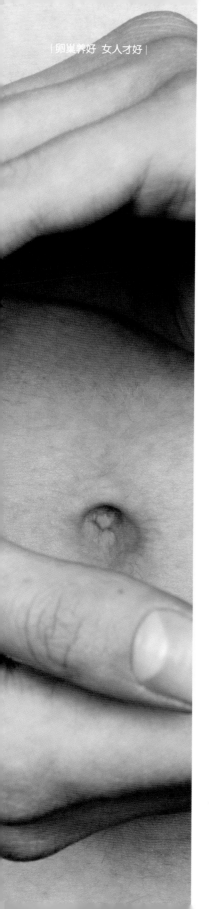

免疫、生殖、神经等九大系统的400多个部位,维持这些器官的青春和活力。其中,雌激素的主要作用是促进女性生殖器官的生长发育,促进女性第二性征的发育,让女人充满青春活力、魅力四射;孕激素的主要作用是促进子宫内膜在雌激素作用的基础上继续生长发育,为受精卵着床在子宫里做准备,从而让受精卵不易脱落而流产,让女人顺利当上妈妈。

卵巢对女人来说是如此重要,所以,女性朋友一定要加倍关爱呵护卵巢,卵巢功能正常,女性才能具备正常的生殖功能,又能健康美丽、青春永驻。

小词典

雌激素的主要生理功能

(1)对生殖器官的作用:促使青春期女性附属生殖器官如阴道、子宫、输卵管等发育成熟;增加阴道局部抵抗力;刺激阴道上皮细胞分化、脱落、不断更新;促进输卵管的蠕动,以利于受精卵向子宫内运行。在月经周期与妊娠期间,雌激素能促进子宫肌层增厚,子宫内膜增殖。它与孕激素相配合,调节正常月经周期及维持正常妊娠。

(2)对第二性征的影响:雌激素具有刺激并维持乳房发育、促使骨盆宽大、臀部肥厚、音调高、脂肪丰满和毛发分布等女性特征的作用,它还有维持性欲等功能。

(3)对代谢的影响:雌激素能促进肾小管对钠的重吸收,具有保钠、保水作用,而增加血量和细胞外液。雌激素可降低胆固醇,对动脉粥样硬化有一定缓解作用,它还有促进肌肉蛋白质合成、青春期发育与成长的作用。

孕激素的主要生理功能

（1）对子宫的作用：使子宫内膜细胞体积增大，有利于受精卵的着床；可降低子宫肌的兴奋性和对催产素的敏感性，使子宫安静，故有安胎作用。

（2）对乳腺的作用：能促使乳腺腺泡进一步发育成熟，为怀孕后分泌乳汁准备条件。

（3）产热作用：女性体温随月经周期而变动。在清晨、空腹、静卧时测量体温（基础体温）发现排卵后可升高1℃左右，在整个黄体期一直维持此水平。由于在排卵前体温较低，排卵后升高，故可将这一基础体温改变作为判定排卵日期的标志之一。

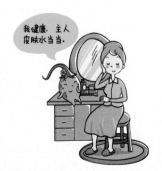

卵巢，女人体内的"一口井"

都说女人似水，你可知道女人水嫩的肌肤、水波流转的眼眸，以及如瀑布般水亮的秀发都是从何而来吗？女人之所以水嫩，是因为女人的身体里有着"一口井"，在源源不断地为皮肤，以及各个器官提供水分，而这口井就是女人宝贵的卵巢。

什么样的女人是拥有似水柔情，女人味十足的女人呢？绝对是卵巢功能好的女人。

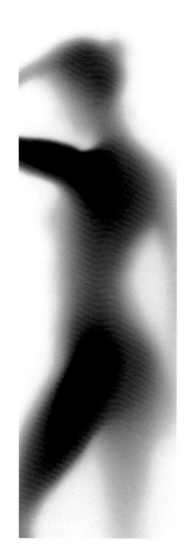

卵巢功能好可以为女人提供足够的雌激素，雌激素具有保钠、保水作用，从而增加血量和细胞外液。对女人来说，就是滋润全身的"利器"，让皮肤饱满、水嫩有弹性，让眼眸光亮有神，让秀发更顺滑。

女人婀娜多姿的体态和万千的风情，是男人世界的一道风景线，都说"女为悦己者容"，所以很多女性朋友不惜花大量的精力与财力去买化妆品保养和服饰包装。然而，她们都在舍本逐末，因为外在的包装远不如"内养"出来的"清水出芙蓉，天然去雕饰"更能满足人们的审美欲。

"女人是水做的"，所以女人要"内养"好自己的水源——卵巢，因为卵巢分泌的雌激素是女人的天然化妆品。卵巢功能的好坏，可以说是女人变美、变丑的"开关"。当卵巢功能旺盛，雌激素分泌充足，"女人花"得以浇灌滋养而美丽；当卵巢逐渐走向衰老，雌激素分泌不足，"女人花"失于濡养而衰老变丑。所以，女人要想年轻貌美，一定要从源头保养，呵护卵巢，因为它让女人展现出独属于女人的那份温柔和风韵，由内而外地散发出女人味。

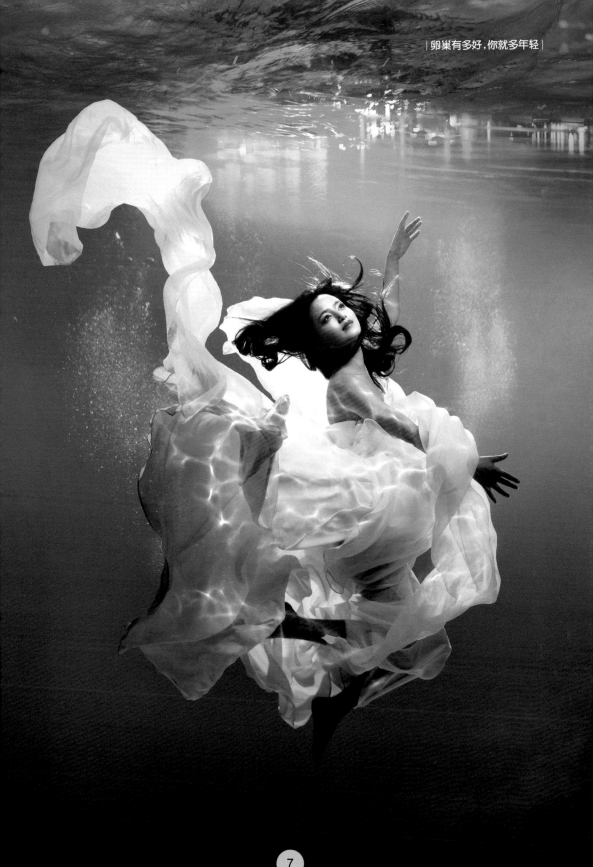

卵巢——女人体内的"脂肪管理器"

相信很多女性朋友会羡慕前凸后翘的身材。在我们身边,就有那么一群幸运儿,她们不节食,也不怎么运动,可就是有着高胸纤腰,翘臀长腿的魔鬼身姿,凭着这傲人的资本,不知俘虏了多少男人的心。她们魅力身材的秘密武器在哪里呢? 你也能和她们一样吗? 有了这完美的身材,能轻松保持到老吗?

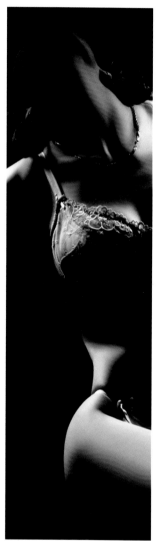

这些,都要从卵巢分泌的雌激素说起。作为女性的一种内分泌激素,它影响着女性体内的脂肪代谢,促进女性皮下脂肪富集而显现丰满体态。

青春期的女性,卵巢功能旺盛,雌激素分泌充足。在雌激素的影响下,脂肪在胸部和臀部蓄积,形成了年轻女性的"S"形曲线。到了更年期,卵巢功能逐渐走向衰退,雌激素分泌减少,脂肪失于管理而使胸部脂肪流向背部,导致乳房松弛、下垂、外扩等。加上运动量不足,脂肪逐渐在腹部、大腿周围堆积,导致体型发胖、臃肿,形成"水桶腰"。

所以那些天生拥有前凸后翘好身材的女性,是因为她们有着两颗功能强大的好卵巢。它就像女人体内的"脂肪管理器",通过改变雌激素的水平来调节女性机体的脂肪分布。

如果你不想乳房过早地下垂,不想纤纤细腰变成"水桶腰",女性朋友们一定要呵护好自己的卵巢,以防卵巢功能过早衰退。同时,如果你也想改变胸部扁平、腹部臃肿的糟糕身材,不妨试着保养你的卵巢,让它强健起来,发挥"脂肪管理器"的功效,这样可比盲目的丰胸、减肥来得更有效,更靠谱哦!

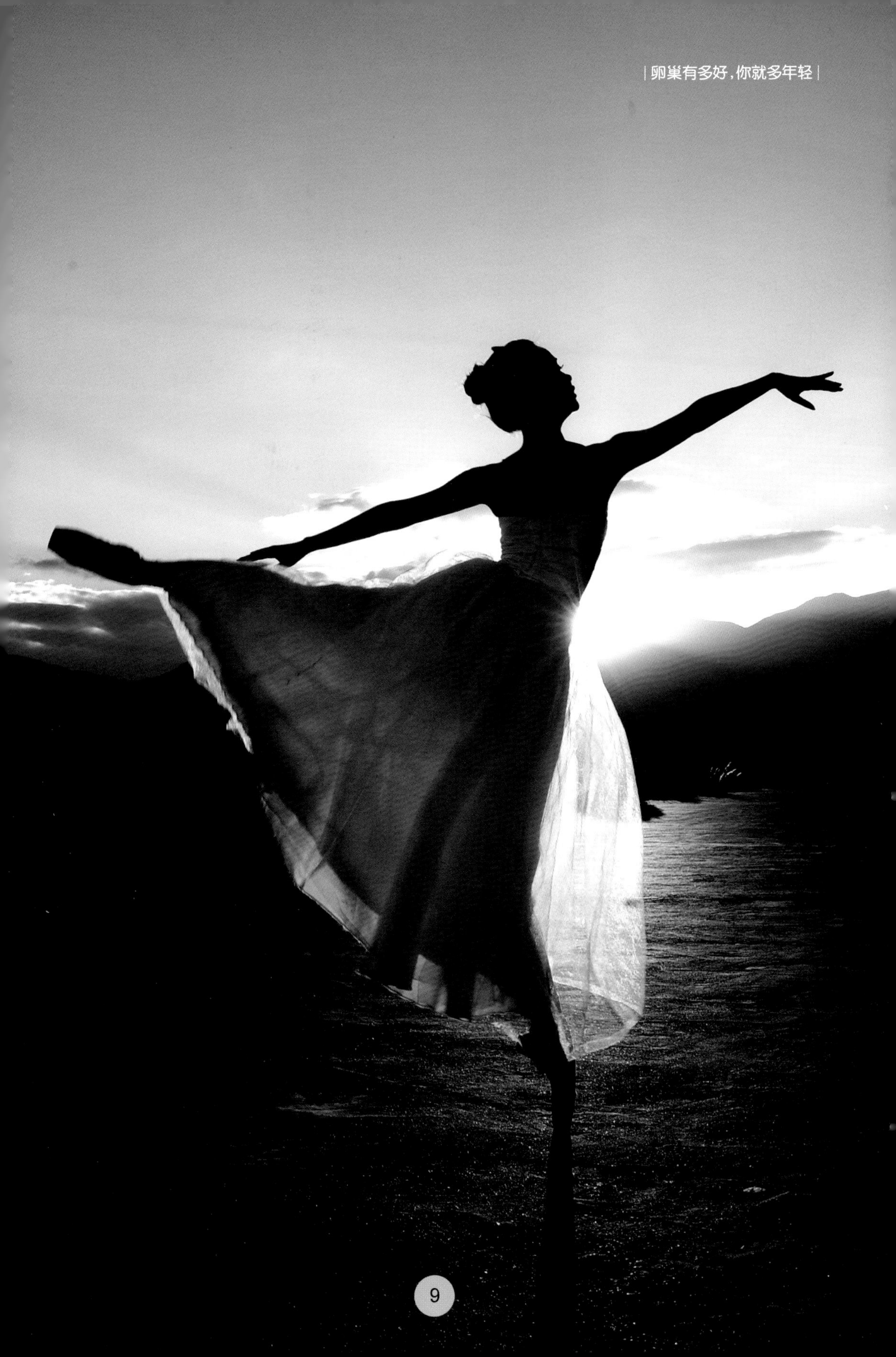

卵巢，女人体内的"保洁员"

你的脸上出现色斑了吗？你是否有便秘的困扰呢？妇科病是否在某个阶段长期反复折磨着你呢？你知道吗？这三个看似毫不相关的女性问题其实都跟我们的卵巢有着紧密的联系。

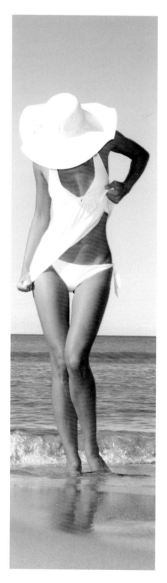

卵巢作为女性重要的内分泌腺，和女性的皮肤有着密切的关系。如果卵巢出了问题，激素分泌就会失衡，进而引起代谢功能紊乱，导致代谢产物排出不畅，引起便秘问题，这时还会出现色斑、痤疮、皮肤干燥、暗淡无光、毛孔粗大等面子困扰。所以，女性朋友们如果突然出现脸上色斑增加，或者精神不振、脸色蜡黄，一定要注意你的卵巢是否出现了问题。因为，这可能不仅仅是你没休息好或者过于劳累，而很有可能是卵巢向你发出的警报。

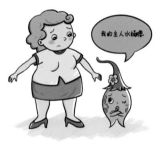

妇科病，对于大多数的女人来说，往往是难言之隐。你可能有着令人羡慕的面容，穿着令人羡慕的服饰，可是，却不得不忍受阴部瘙痒、异味等折磨。受传统观念的影响，有的人患了妇科病不去看医生，自己买一些洗液洗洗，这样非但不能解决根本问题，反而加重了病情。这在很大程度上给女性朋友的身心造成了伤害。一方面，我们鼓励广大的女性朋友莫要讳疾忌医，有病及时去看；另一方面，我们鼓励女性朋友们多多关注私处健康，防患于未然。那么，该怎样远离妇科病呢？

在回答这个问题之前，我们先说说女性的"私环境"。卵巢正常工作时，在雌、孕激素的相互作用下，子宫内膜周期性地新生、脱落，阴道长期维持着酸性环境，这给女性朋友们提供了天然的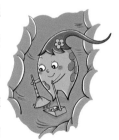净化机制，在很大程度上减少了妇科病的发生。而一旦卵巢出现问题，雌、孕激素分泌减少，子宫内膜就开始萎缩，阴道环境转为中性，自洁作用消失。加上平时不注意私处卫生，就容易产生妇科病。随着女性自我卫生意识的提高，目前妇科疾病的发生，多由于卵巢内分泌功能的紊乱。所以，要想减少妇科病的发生，一定要呵护好自己的卵巢。

综上所述，我们可以说，卵巢是女人体内的"保洁员"，它可以帮助女人排除体内外的健康威胁，使女人由内而外保持干净、清透，做个真正干净的女人。

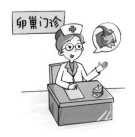

卵巢分泌的雌激素维持体内酸性环境，正常女性的阴道 pH 值≤4.5，多在 3.8~4.4。

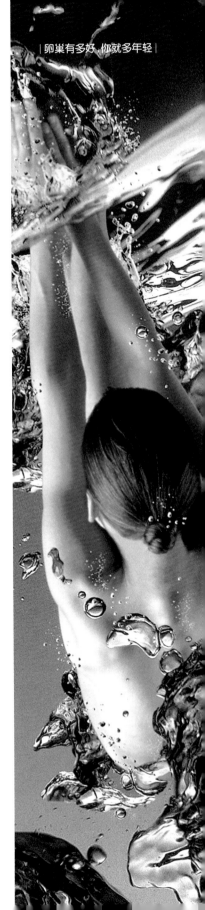

卵巢，女人体内的生物钟

想知道女性的月经为什么每个月总是准点来报到吗？想知道人们为什么日出而作，日落而息吗？现实生活中，当女性出现月经不调，或者失眠的困扰时该怎么办呢？卵巢在这两个问题上可能大大地帮到你哦！

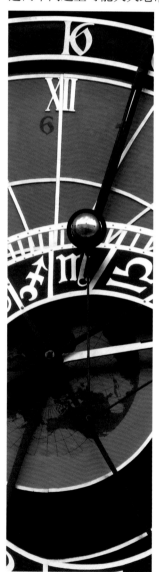

月经是女人的贴身伴侣。从青春期开始到绝经期，大约30年的时间，女人都要跟它打交道。它就像一位老朋友，逢月必来拜访，每次持续 3~5 天。你可能有时候会嫌它麻烦，可是，一旦它没有按期来访，或者量出现异常，你又会急切地关心起它来。为了帮助广大的女性朋友合理地看待它，我们简单讨论下它是怎么周而复始的。

现代医学认为，月经是在下丘脑-垂体-卵巢轴的调节下，子宫内膜周期性地剥脱出血。上述任何一个环节发生障碍，均可导致月经不调的出现。卵巢作为调节轴的中心，起着举足轻重 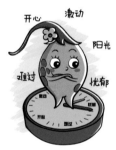 的作用。它就像一台生物钟，通过分泌雌、孕激素，精密地调控月经周期。长期的压抑、贪凉、抽烟、辐射等，可直接或间接地影响卵巢的功能，导致月经紊乱，甚者出现卵巢早衰，更年期提前。所以，为了减慢卵巢衰老的脚步，女性朋友们一定要注意保养自己的卵巢。

女人到了更年期，经常会面临失眠的困扰。轻则入睡困难、醒后无法再入睡，重则彻夜不眠。失眠虽不算什么危急重病，但久而久之，却严重妨碍着女性朋友们的正常生活、工

作和

健康。由于

长期陷入对睡

眠的担心与恐慌中，

人往往变得敏感、多

疑、易怒，给正常的人际交

往带来麻烦。此外，还可导致自主

神经功能紊乱，出现咽部梗阻感、胸闷、

气促、心悸、四肢乏力等。那么，对于

女性朋友们来说，是什么在影响

睡眠质量呢？

这当然要归功于卵巢。卵巢

作为一种重要的内分泌腺，影响女性

体内多种器官的工作。健康的卵巢可以

维持下丘脑-垂体-卵巢轴的平衡，使脑垂体

正常分泌褪黑素，褪黑素水平正常，睡眠质

量就可以得到保证。相反，如果卵巢功能

衰退，就会影响脑垂体分泌褪黑素，褪黑

素水平降低，睡眠质量就会大受影响。

所以，卵巢作为女人体内的生物钟，

还调节女人的睡眠。要想拥有良

好的睡眠质量，保养卵巢自

然是必不可少的。

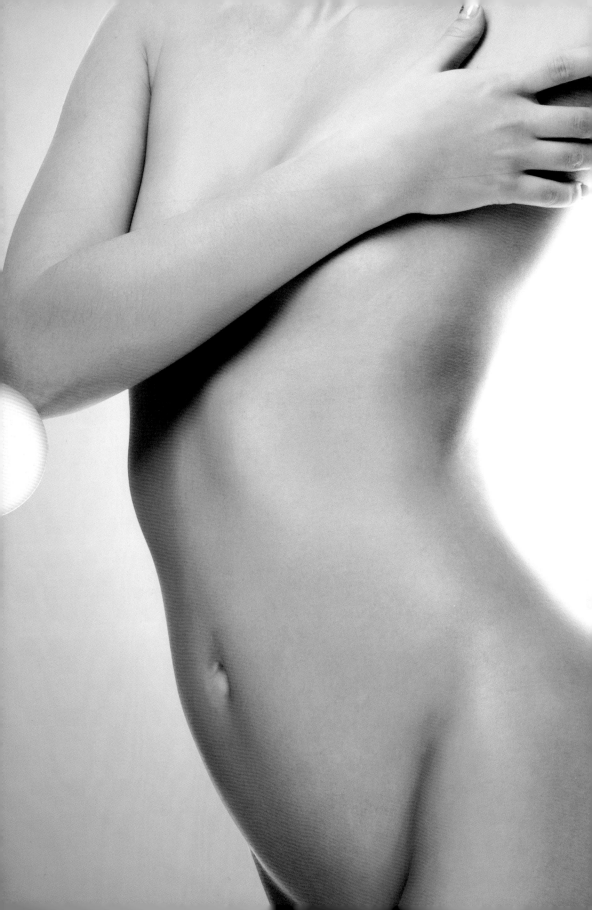

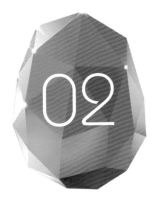

女人老得快，源于卵巢失养

我们说，女人之所以成其为女人，是因为其独特的女性内分泌，而女人之所以比男人老得快，也是源于女性内分泌。

有别于男人的平缓衰老趋势，女人的衰老往往是突如其来的，并且，据美国研究显示，女性突然而至的衰老还有一个时间节点，那就是35.09岁，女人在35.09岁之前，容貌及身体状况都处在一个巅峰状态，而过了这个岁数，由于女性内分泌水平的突然下降，绝大部分女性的巅峰状态将轰然倒塌，从风姿卓越的美妇人到皮糙肉泡的老大妈，变化似乎在一夜之间就发生了。

为什么女人过了35岁就特别容易老？这种突然变老的趋势能扭转吗？如何放缓女性衰老的脚步？

这一切都要从女性的卵巢生命周期说起。

卵巢的四个生命周期

每个女性一生中有 400~500 个卵泡发育成熟，但一般每月只有一个卵泡发育成为卵子排出，其余的发育到一定的阶段会自动闭锁、萎缩。随着时光飞逝，原始卵泡逐渐耗尽，而且，由于卵泡破裂萎缩后由结缔组织代替，卵巢实质也会逐渐变硬，内分泌功能逐渐减退。由此，我们可以描绘出女性卵巢及内分泌水平随年龄变化的生理曲线。

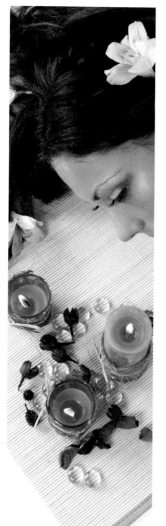

下面我们详细介绍女性卵巢随年龄的变化，以及由此引起的女性生理、心理的改变。

13~18 岁(春季)，觉醒的"女人味"

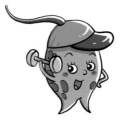

从 13~18 岁这个阶段，伴随着初潮——第一次月经的来临，女人身体里的卵巢迎来了春天般的觉醒，这时的卵巢，就像一颗待熟的葡萄，分泌着一点一滴的女性荷尔蒙，点亮了女性的身心，逐步推动女人第二性征的发育，为你塑造出曼妙的身体曲线、姣好的容颜和温婉的性格。

18~32 岁(夏季)，走向由盛转衰的"拐点"

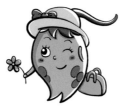

从 18 岁基本发育成熟到 32 岁前后——女性内分泌达到一生中最旺盛的顶点，女性度过了一个不断成长的、火热的夏季。这时的卵巢，就像一颗成熟的葡萄，表面光滑，圆润饱满。处在这个季节的你，全身心时时都得到非常充沛的雌激素滋润，皮肤水嫩、细腻、有弹性，乳房饱满坚挺，腰肢纤细紧实，身材匀称，性欲旺盛，全身上下充满年轻健康的活力。

32~40岁（秋季），危险的早衰高发期

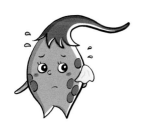

由于32岁前后，女人进入一生中内分泌最旺的阶段，卵巢的工作量处于一生中最大的时期，要源源不断地超负荷运转、分泌足够的雌激素，才能保证来自女人全身400多个部位的需求，所以在这个由盛转衰的转折关头，女人味的源头——卵巢，最容易出现问题，往往在保养方面稍有不慎就会出现卵巢"力不从心"、"积劳成疾"的情况。因此，这个阶段是卵巢衰退的加速期。这时的卵巢，就像一颗蔫了的葡萄，表面凹凸不平，颜色发暗，没有光泽。

由于处在这个人生阶段的女性往往既要照顾家人，又要奔忙于工作，需要面临前所未有的紧张、压力、污染和劳碌，再加上大多数女性朋友不懂得及时地、科学地保养，所以据调查统计，在32~40岁这个年龄段，65%以上的女性朋友由于疏于保养而导致卵巢失养、早衰，进而出现雌激素分泌功能减退，从而让女人过早地表现出一些急剧衰老的症状，全身心陷入一团阴暗。例如：身心疲惫、体重攀升、烦躁失眠、皮肤干燥、发色枯黄、月经紊乱，等等，有时候还会厌倦工作。如果不明白这些症状的根源在于卵巢的过早衰老，若不对症施治，即便服用大量其他药物也无济于事。

其实这些由卵巢早衰带来的问题跟女性在更年期阶段

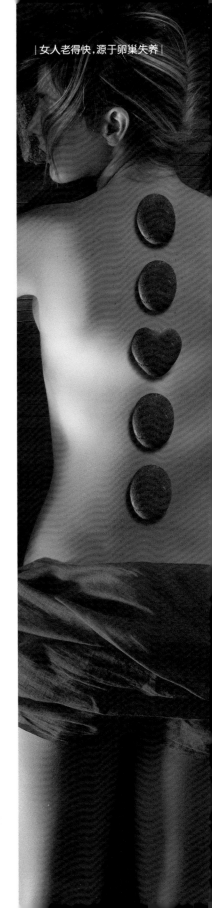

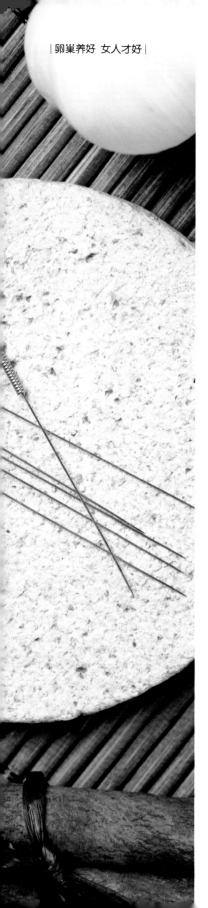

表现出来的症状如出一辙,也就是说,因为对自己的身体欠缺深入了解,不懂得科学保养女人味的源头——卵巢,这些本还年轻的女性朋友实际上已经提前进入了女人的冬季——更年期。而医学上就把这种现象称之为"隐性更年期"。对这些不幸的女人来说,本该尽情发散成熟灿烂魅力的金秋时节就这样过早地、令人痛惜地草草结束了……

40~56岁(冬季),"要命"的更年期

从40~56岁,因为新陈代谢的规律无可避免,女性的卵巢腺体功能在这个阶段无可避免地出现明显衰退,宣告女人冬季的到来。这时的卵巢,就像一颗葡萄干,表面全是凹凸的斑痕,显得干瘪皱缩。在这个衰退过程中,最触目惊心的标志就是"初冬时节"的更年期。从医学角度来讲,所谓更年期,其实就是卵巢经过了一个漫长的秋季后,各种衰老迹象和症状的一场总爆发。更年期阶段,卵巢的功能会出现急剧紊乱,严重失调的雌激素分泌就像忽高忽低、断断续续的电网故障一样,导致全身400多个部位的受体反应统统被打乱。反映到女人的身体和心理,就是身材和容颜不复年轻时的美妙,身体方面出现潮热、心悸、失眠、疲倦等症状,更有70%以上的女性会产生不同程度的心理疾病——突出表现

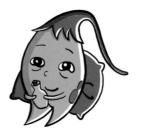

为烦躁、多疑;不但自己难受,更连累老公和小孩,甚至折腾得全家不宁。

这个年龄段的女性们尤其要警惕的是:如果不慎重对待更年

期，忽视因为卵巢衰老而引起的生理变化，不抓紧保养事故频发、带病运转的卵巢，不但自己和家人都要忍受更年期综合征的折磨，而且本来还有挽回余地的卵巢衰老就会快速地、无可避免地滑入彻底报废的深渊——绝经期。而过早到来的绝经期对女人来说，一方面是向女人味的彻底告别，自己从此不再是一个完整的、真正意义上的"女人"；另一方面还会引发全身400多个部位的恶性连锁反应，因为这400多个部位的雌激素受体，都依赖于正常的雌激素供应才能点亮，一旦彻底地中断，女性稳定的生理代谢马上就会"天下大乱"，立刻陷入永久的黑暗。而一些可怕的恶性疾病就在你身体里扎下根来，深深威胁你整个后半生的寿命和生活质量。下面，让我们逐一盘点这一连串连锁反应的恶果。

1. 骨质疏松

随着雌激素分泌水平的降低乃至丧失，女人骨骼中的受体反应不能正常发生，导致骨骼钙质（Ca成分）的溶出速度异常，造成骨质流失，而其直接后果就是骨质疏松，临床表现为原因不明的腰部、背部、腿部酸痛和阵发性的腿抽筋，甚至骨折。

2. 心脑血管疾病

血液中的雌激素受体反应一旦被阻断，马上造成女性血管中的低密度脂蛋白浓度上升，而"好的胆固醇"——高密度脂蛋白的浓度快速下降，大大提高了动脉粥样硬化的隐患，冠心病、中风、脑血栓、脑出血等心脑血管疾病相继发生。

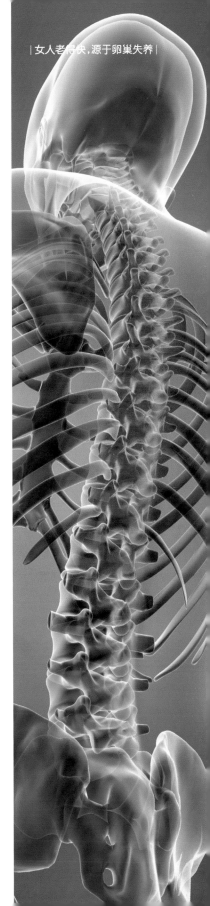

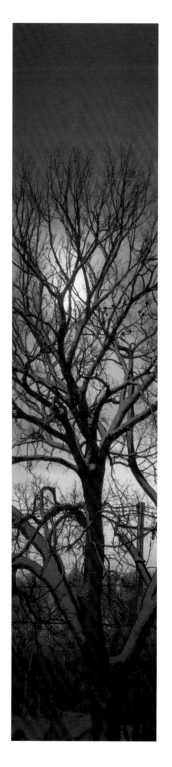

3. 乳腺癌

由于卵巢雌激素分泌功能的丧失，导致雌激素无法和乳腺中的受体相结合，而恶性不良脂肪则"乘虚而入"，纷纷与这些受体结合，造成乳腺增生、恶性肿瘤的可怕后果。

4. 老年痴呆

临床资料早已证明女性老年痴呆的发病率是男性的 3 倍，而卵巢切除者发病率更是男性的 5 倍以上。医学试验发现：由于卵巢丧失了正常的内分泌功能，特定类型的蛋白质在大脑中的沉积无法被阻断，从而大大提高了老年痴呆的发病风险。

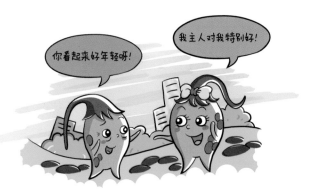

深藏在女人身体内部的卵巢，女人味的源泉，就这样默默掌管着女人从十多岁直到五六十岁的"生命四季"；那么卵巢对不同女人生命进程和四季周期的调节又为什么天差地别、因人而异呢？为什么就有那么极少数幸运女人总是不显老，好像一生都活在夏天和初秋；而绝大多数女性却都不得不面临过早衰老、把大半个生命都耗费在深秋和寒冬时节的悲惨境地呢？这一切都源于女人对于卵巢的重视程度以及保养方法是否得当。

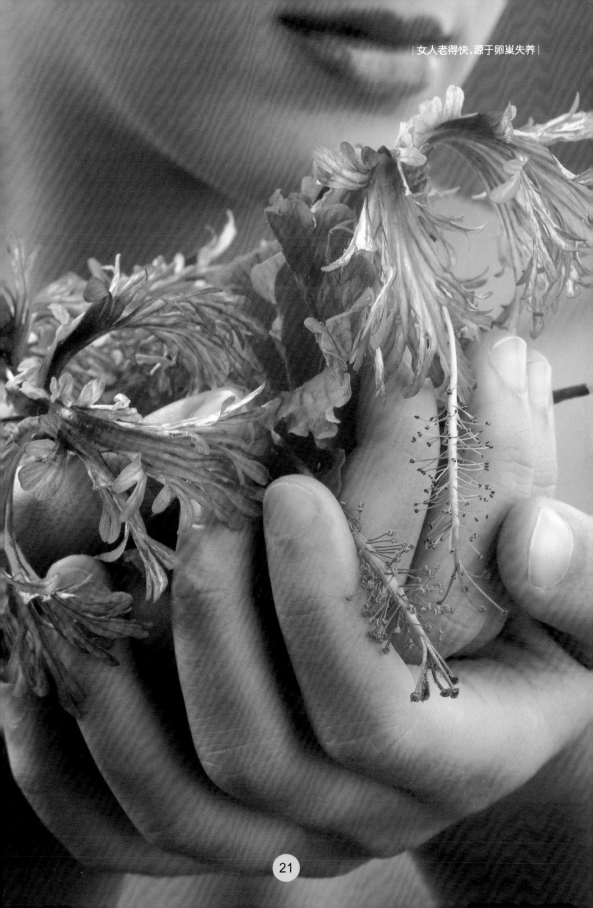

卵巢"出状况",四类女人老得快

卵巢功能正常衰退一般发生于45~55岁。但近年来,由于生活方式的改变、过早性行为、早孕、人工流产、多个性伴侣等对卵巢造成的危害严重威胁女性卵巢正常生命周期,如今,卵巢功能衰退呈越来越年轻化的趋势。据最新数据显示,在出现更年期症状的人群中,40岁以下的占了20%,且绝大多数是白领女性。卵巢功能异常、卵巢早衰成为女性健康美丽的"头号杀手"。

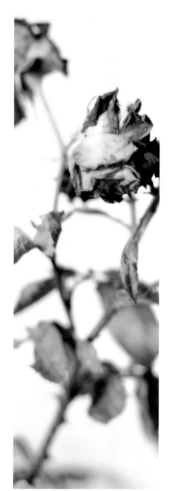

那么,什么是卵巢早衰呢?在医学上,卵巢早衰是指女性在40岁以前因某些原因引起的闭经、性器官萎缩、不孕、雌激素缺乏以及促性腺激素水平升高为特征的一种疾病,常伴有围绝经期综合征的症状。通俗来说,就是卵巢提早衰退,体内雌激素提早减少。

卵巢早衰使女性朋友们年纪轻轻就出现了一些更年期才有的症状。生理和心理的双重压力,一方面,给她们的日常生活和人际交往带来了困扰;另一方面,也造成了性生活的不和谐,在一定程度上影响了夫妻感情。所以,卵巢早衰的问题,女性朋友们一定要高度警惕、重视。

在生活中,哪几类人群是卵巢早衰高发人群?赶紧见微知著,及早发现自己的健康问题,远离雷区,以防造成不可挽回的损伤

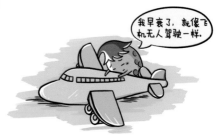

我早衰了,就像飞机无人驾驶一样.

一、反复流产者

人工流产后的女性总是给人骤然变老，容颜失色，瞬间老了好几岁的感觉，其实这不是错觉，反复流产就是会让女性提早好几年变老。这是因为妊娠时体内雌、孕激素水平升高，人为地中断妊娠，可使体内雌、孕激素水平急剧下降。如此反复多次，可造成下丘脑-垂体-卵巢轴的紊乱，使女性卵巢功能减退，发生卵巢早衰，提前步入更年期。并且人工流产会损伤子宫内膜，如果过多地损伤子宫内膜基底层，可导致长期闭经，甚至不孕。

女性卵巢的发育是个漫长的过程，虽然从胚胎开始，卵巢就开始发育，但是直到青春期，卵巢才得以迅速发育。虽然在卵巢发育成熟之前，卵

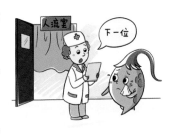

巢可以排卵并有孕育胎儿的能力，但此时怀孕会加重卵巢负担，卵巢不能够充分发育成熟，早孕及人工流产都会对卵巢造成极大伤害。因此，女性朋友要爱护好自己，避免过早性生活，避免早孕及人工流产带来的伤害，即使流产了，也要抓紧时间悉心调养，积极养护，尤其是对子宫和卵巢的补救，如果这一时期保养不好，就会造成无法挽回的不良后果。因此，女性术后要注意休息，可服用消炎药和促进子宫、卵巢恢复的药物，如益母草、当归等；1个月内禁止性生活；多摄入高蛋白、高维生素类食物，同时多补充新鲜蔬菜、水果等。

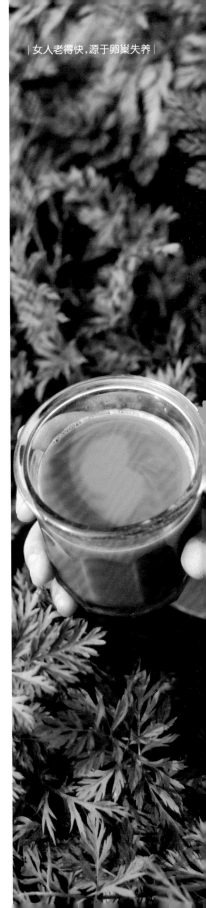

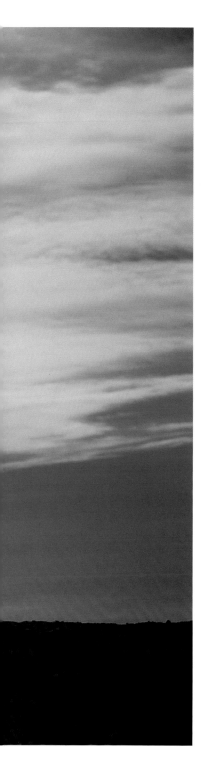

二、卵巢疾病患者

女性由于特殊的生理构造,卵巢容易受到疾病的侵害,比如常见的卵巢囊肿、附件炎等。附件炎是指输卵管和卵巢的炎症,往往发生在分娩或人流手术之后,由于女性在生产和术后抵抗力下降,病原体经生殖道上行感染并扩散到输卵管、卵巢,引起炎症。卵巢一旦发生病变,就会导致女性生理功能的衰退,引发诸如内分泌紊乱、黄褐斑、月经失调、身体突然发福、脾气暴躁、失眠心累、性冷淡等一系列症状。

卵巢的疾病要早发现、早治疗,女性朋友要多多关注自己的身体,判断卵巢疾病的前兆。比如早晨醒来,可以空腹并排空小便,在床上屈膝平躺,放松小腹,用手指按压下腹两侧,仔细触摸是否有包块或胀痛,平时观察是否有腰酸坠涨、异常出血的状况,如果出现这些症状则应该尽早就医进行全面的妇科检查,避免卵巢因疾病导致早衰等不可逆转的情况发生。

三、大龄未婚未孕者

恋爱中的女人最美,这是因为婚恋期的女人普遍内分泌水平高,雌激素分泌旺盛,并且女人在性爱这支天然美容剂的滋润下而容光焕发。反之,长期独居的女性,也会因为缺少性激素的滋润而容颜枯萎,比常人更憔悴显老。

另有统计资料说明,随着妊娠次数增多,育龄女性发生卵巢癌的机会逐渐降低,而不孕女性则更易患卵巢癌。因为妊娠期间卵巢停止排卵,产后哺乳期卵巢一般也不排卵,故一次生育可让卵巢休息养护一年有余。再说，长期独身也会导致内分泌失调，让卵巢癌有机可乘。我们在此提醒广大女同胞，当有以下 3 种情况时，请务必引起重视，及早就医。

（1）40 岁以上。

（2）曾有较长时间卵巢功能障碍，如月经过多、经前紧张综合征、乳房胀痛、多次自然流产、不育及过早绝经等。

（3）较长时间原因不明的食欲不振、腹胀和腹痛症状。

四、患过腮腺炎

据有关报道，有腮腺炎病史的女性，患卵巢早衰的风险比普通人高 10 倍。这是因为腮腺炎病毒可以侵入卵巢，引起卵巢炎，使卵泡数量减少，卵巢功能减退，从而导致卵巢早衰。

一般认为卵巢早衰是不可逆的，因此，女性朋友一定要通过日常的保养加以预防，以防发生不可逆的卵巢早衰。平时注意保持心情愉快，学会排解不良情绪；养成规律的生活习惯，适当参与有氧运动；保持室内空气清新，远离环境噪音，给卵巢创造良好的环境；做好性爱时的防护，减少意外怀孕，让卵巢免受不必要的损伤，等等。尽早从生活点滴做起保护卵巢，预防卵巢早衰的发生。当然，如果卵巢已经出现了衰退，最好去医院查明原因，在医生和专业健康机构的指导下接受治疗。

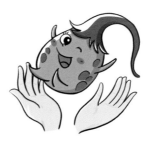

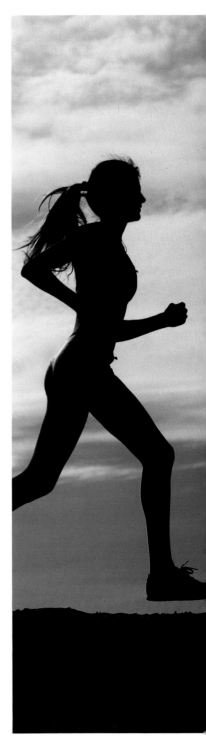

卵巢健康自我检测

前面我们提到,卵巢容易受体内外各种因素的影响而出现早衰。那么,作为非专业人士的我们,如何简单地评估自己的卵巢功能,以便及早发现问题呢?

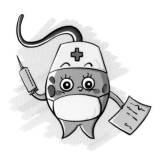

我们可以用卵巢功能评分表来评价自己的卵巢功能衰退的程度。

1. 月经不调(基本分4分)

程度　A. 无

　　　B. 经常,量少或量多,经期缩短或延长

　　　C. 闭经

2. 失眠(基本分2分)

程度　A. 无

　　　B. 偶尔

　　　C. 经常,服安眠药有效

　　　D. 影响工作、生活

3. 易激动(基本分2分)

程度　A. 无

　　　B. 偶尔

　　　C. 经常,能克制

　　　D. 经常,不能克制

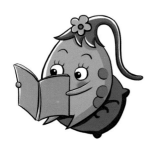

4. 感觉障碍(基本分2分)

程度　A. 无

　　　B. 与天气有关

　　　C. 平常有冷、热、痛、麻木感

　　　D. 冷、热丧失

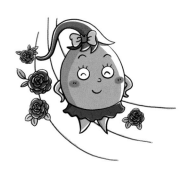

5.皮肤改变(基本分 2 分)

程度	A. 无
	B. 失去光泽、皮肤干燥
	C. 色斑、皱纹
	D. 皮肤干瘪,黄褐斑

6.潮热出汗(基本分 4 分)

程度	A. 无
	B. < 3 次/日
	C. 3~9 次/日
	D. ≥10 日

7.抑郁及疑心(基本分 1 分)

程度	A. 无
	B. 偶尔
	C. 经常,能控制
	D. 生活信念

8.眩晕(基本分 1 分)

程度	A. 无
	B. 偶尔
	C. 经常,不影响生活
	D. 影响日常生活

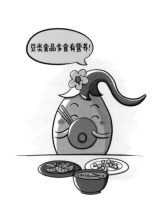

9.疲乏(基本分 1 分)

程度	A. 无
	B. 偶尔
	C. 上四楼困难
	D. 日常活动受限

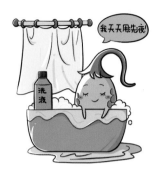

10. 骨关节痛(基本分1分)

程度　A. 无

B. 偶尔

C. 经常,不影响功能

D. 功能障碍

11. 头痛(基本分1分)

程度　A. 无

B. 偶尔

C. 经常,能忍受

D. 需要治疗

12. 心悸(基本分1分)

程度　A. 无

B. 偶尔

C. 经常,不影响生活

D. 需要治疗

13. 皮肤蚁走感(基本分1分)

程度　A. 无

B. 偶尔

C. 经常,能忍受

D. 需要治疗

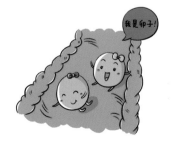

14. 泌尿系感染(基本分2分)

程度　A. 无

B. < 3 次/年

C. > 3 次/年

D. > 1 次/月

15.性生活状况(基本分2分)

程度　A. 无

　　　B. 性欲下降

　　　C. 性交痛

　　　D. 性欲丧失

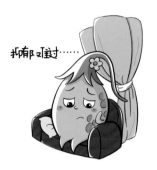

评分计算方法:以上15项的基本分与程度评分的乘积之和为总评分。其中,程度A为0分,B为1分,C为2分,D为3分。

例如:假如你偶尔有月经不调、经常失眠、性欲下降的症状,那么你的卵巢功能评分为:$4 \times 1 + 2 \times 2 + 2 \times 1 = 10$ 分。

评分结果分析:

(1) 8分以下(含8分),表明卵巢功能良好。继续努力呵护你的卵巢吧。

(2) 高于8分,表明卵巢功能开始衰退。建议去医院就诊,或向专业健康管理机构咨询,查明卵巢衰退的原因,同时接受专业的指导和治疗。

(3)高于19分,表明卵巢功能衰退严重。必须在医生的指导下接受专业的治疗。

(4)31分以上(含31分),表明卵巢功能衰退非常严重。这种程度较重的不可逆转的衰退,只能采取尽量减少卵巢功能衰退对身体的影响的方法,比如中医调理,缓解"巢衰并发症"。

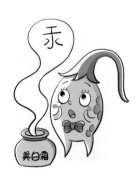

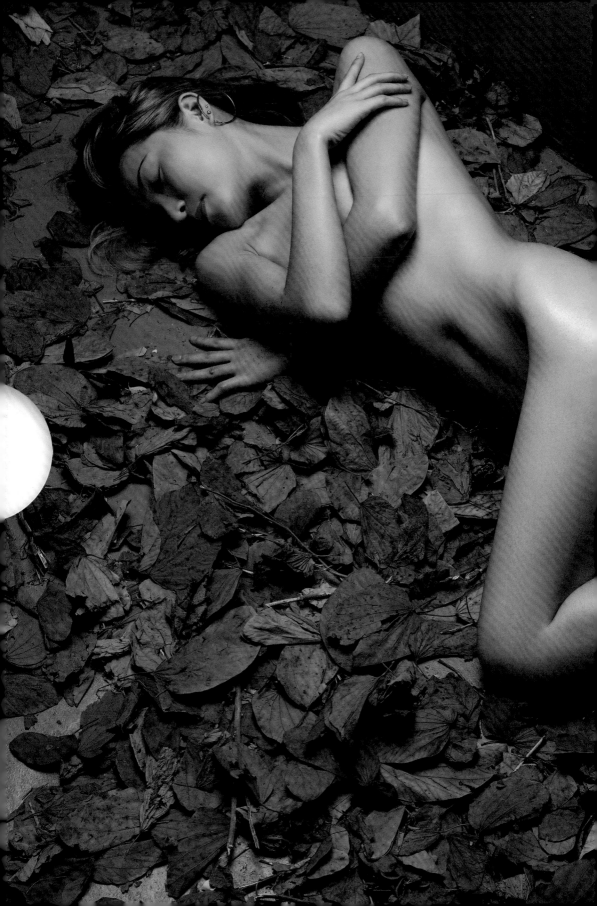

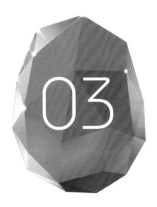

03

卵巢失养——拉响女人衰老警报

生活在竞争激烈的现代社会，女人柔弱肩膀上承担的分量，其实半点儿不比男人来得轻松。尤其是那些既要追求事业、又要照顾家庭的职业女性，工作压力、精神紧张、过度劳累、环境污染……就像一座座大山，压得她们透不过气来。半数以上的女性朋友们，在婚育后很容易就快速衰老下来，而且岁月的痕迹还来得特别明显，往往还不到40岁，甚至才刚刚30岁出头，就出现身材走样、皮肤皱纹、面部色斑、身体虚弱、失眠心累、月经紊乱、性能力衰退，等等多种衰老表现。

而这都是由于疏于保养而导致卵巢过早衰老，进而出现雌激素分泌功能减退造成的。女性在皮肤、黏膜、骨骼、内脏、肌肉、血管、神经等全身400多个部位的组织和器官中，都存在雌激素的受体——这些受体就像一盏盏明灯，在卵巢提供的"电力"下，映射出柔和的光芒照亮着女人的身心。而一旦卵巢失养，卵巢功能衰退了，雌激素的分泌就逐渐减少或出现紊乱，这就会导致女人身体和容颜都早早拉响警报，全身心陷入一团阴暗。

身材走样:乳房萎缩、腰发福

很多女性在婚后,特别是生育后,长出烦人的、突出的小肚子,同时乳房出现下垂、萎缩,过去美妙的"S"形曲线变成了"两头细、中间粗"的纺锤;因为身材的变化,一大堆原本合身的靓衫只能压箱底,这是什么原因造成的呢? 其实,核心的原因在于你的卵巢。女人出现身材走形,既是卵巢拉响的衰老警报,也是卵巢发出的求救信号,提醒你该保养保养卵巢了。

随着年龄的增长,女性体内激素分泌水平在慢慢地发生变化。如 20 岁的女性,卵巢功能旺盛,雌激素分泌充足,在雌激素的影响下,脂肪在胸部和臀部蓄积,形成了年轻女性的"S"型曲线。而到了 40 岁,因为女性忙于工作家庭,需要面临前所未有的紧张、压力和劳碌,再加上大多数女性朋友不懂得及时地、科学地保养好自己的卵巢,导致卵巢失养、功能减退,卵巢分泌的雌激素和孕激素明显减少。乳房由于缺少雌激素、孕激素的刺激而慢慢萎缩,腺体也逐渐发生退化,脂肪组织分布至背部,因此,绝大多数的卵巢功能失常的女性,会表现出乳房体积明显变小,乳房组织松软下垂,乳房皮肤皱襞增加等困扰。加上运动量不足,脂肪逐渐在腹部、大腿周围堆积,导致体型发胖、臃肿,形成"水桶腰"、"大肚腩"。

另外,与卵巢相关的一些疾病也往往引起身材走形,如多囊卵巢的主要表现常常是突然发胖。多囊卵巢是由于丘脑下部-垂体-卵巢轴功能失调，从而导致闭经、功能性子宫出血、不排卵月经，常伴有多毛、肥胖、不孕、双侧或单侧卵巢增大及一些激素水平的改变。卵巢肿瘤也是女性突然发胖的原因。所以如果你发现自己短时间内突然发胖，那就要提高警惕，尽早发现问题了。

针对卵巢失养引起的身材走形，一定要积极地合理膳食进行卵巢保养，多吃有益卵巢的豆制品，减少脂肪及糖类摄入量，增加优质蛋白质、维生素及铁、钙等营养物质的补充，从而补给卵巢营养，延缓卵巢衰老，从根本上起到抗衰老、提高免疫力的功效。适当运动，也有利于新陈代谢及血液循环，从而保证卵巢的健康。

小词典

雌激素可以调节脂肪代谢，可以调节女性机体的脂肪分布，促进女性皮下脂肪在胸部、臀部富集而显现丰满"S"形体态

雌激素促使女性第二性征发育，促使乳腺管增生；孕激素促使乳腺腺泡的发育

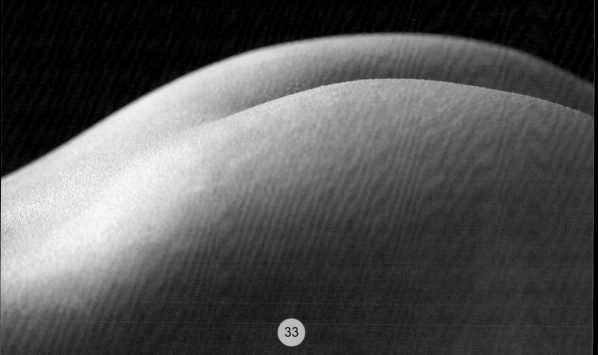

皮肤干燥、松弛起皱

即便年轻时满脸的青春痘,30 岁后也早已 "Bye-bye"。皮脂代谢开始 "罢工",全身的皮肤,尤其是脸上的肌肤干燥、失水、起皱,一天到晚冒不出几滴油来;皮肤里面的水分似乎在飞快地 "挥发",换了多少保湿化妆品都无济于事……你知道吗? 这一切都是卵巢失养,内分泌水平不足所造成的。

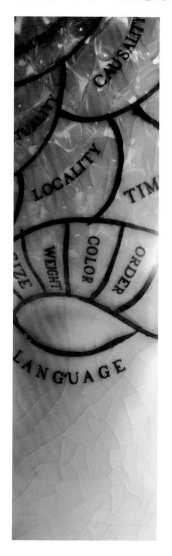

我们说,卵巢就是女性体内的 "一口井",它分泌的各种性激素滋养着全身 400 多个器官,当卵巢失去养分而导致活力不足,功能减退,体内雌激素分泌将大大减少,体内代谢功能也会急剧下降,井里的水分不能压送到表层皮肤,而出现皮肤干燥、松弛。

而从西医角度来讲,一般皮肤暗黄、干燥松弛是由于体内的某些营养物质消耗过多而出现不足,甚至身体中隐藏着某种疾病,内分泌失调,代谢功能紊乱,代谢物排出不畅。而雌激素主要是由卵巢分泌的。因此,如果你的面色不佳、皮肤干燥松弛,就一定要引起重视,因为这很可能是卵巢功能异常的早期表现。

卵巢失养,卵巢功能异常引起的肤色欠佳、皮肤干燥松弛,最根本的解决方法就是卵巢保养。平时多注意均衡饮食、充足睡眠、合理运动,等等。因此卵巢保养不能

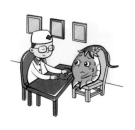

操之过急,需要相应的食物、保健品及药物慢慢调养。

当然,合理的情志调摄,保持愉快的心情也是人体内分

泌功能正常的前提,因为愉快的情绪可以促使卵巢分泌激素的功能正常,从而为我们的肌肤提供足够的养分——"雌激素",使我们肌肤细腻光滑,滋润而富有弹性。

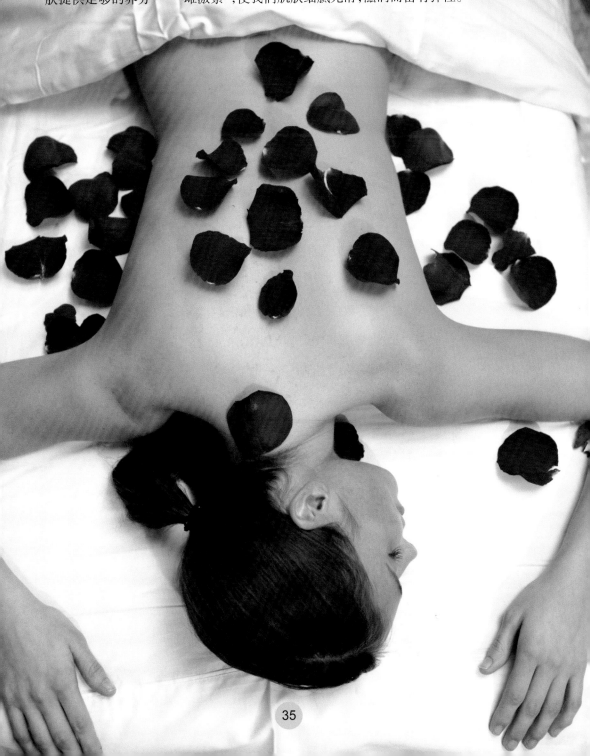

面部色斑激增

色斑变多了、加深了，总是牵动着爱美女人的神经。可残酷的事实摆在眼前：大约40%的女性婚育后脸上会长出色斑、色块，高发期在32~40岁。尤其是面部黄褐斑，顽固得近乎"赖皮"，再昂贵的脂粉也难以掩饰。

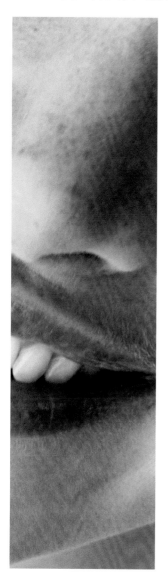

为了拥有白皙光洁的容颜，大多数"人未老，斑先到"的女性因为没有专业指导，购买昂贵的化妆品、上美容院做皮肤护理，然而最终还是无法解决根本问题。然而，你知道吗？有一些色斑是再昂贵的化妆品都无法解决的，这些色斑是一个警示，这些外在问题其实在悄悄告诉你：你的"秘密花园"——卵巢的功能出现了或多或少的问题，这时，仅仅依靠外部保养犹如隔靴搔痒，永远解决不了根本问题。

卵巢分泌的雌激素是女人的"天然美容霜"。如果说女人是一朵花，那么雌激素就是维持花朵光鲜亮丽必不可少的"养分"。我们经常说"恋爱中的女人最美"，就是因为恋爱中的女人其卵巢分泌的雌激素相对增多，由内而外散发出掩盖不住的女性美。因此，卵巢保养得好，激素分泌正常可以使面部皮肤细腻光滑，白里透红。相反，卵巢功能下降，女人的容颜就会逐渐失去光泽，导致色斑、暗疮等面部问题。

然而很多女性并不知道，她们的面部问题其实直接来源于卵巢失养所导致的功能异常。卵巢失养一定要尽早保养，否则会转化为不可逆的衰老。卵巢相关的疾病一般都会或

卵巢失养引起的失眠多梦症状。

在平时的保健中，饮食宜清淡而富含蛋白质、维生素等营养物质。适当运动，合理调摄情志，提高神经的调节能力。作息规律，晚餐不宜过饱。睡前不饮茶、咖啡等刺激性饮料。也可以适当地选择一些保健品。全面调理，摆脱失眠困扰，让你成为真正的"睡美人儿"！

小词典

雌激素作用于松果体使其产生褪黑素，促进睡眠

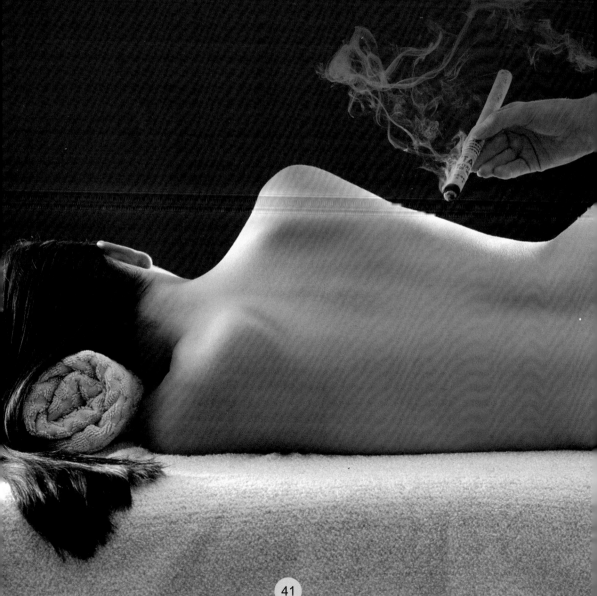

情绪失控、焦虑多疑

曾经水一样温柔的女人忽然变成了"火药桶",看老公、孩子、同事统统不顺眼,有点小事儿就发脾气,如果还不解气的话,有时候连"去死"这样极端的念头都会蹦出来;同时感觉过敏,过分的敏感,总是把发生在周围的一些不愉快事件强行与自己联系,听到风就是雨。

如果你有以上症状,你可要提高警惕了!因为这可能是卵巢功能减退,激素分泌异常的信号。如今,卵巢早衰让很多年轻女性朋友提早进入更年期,从而引发情绪失控。因此女性朋友应对此提高警惕,积极发现并预防治疗卵巢异常状况。

卵巢就是管理女人情绪的生物钟,是女人敏感的"压力感受器",通过周期性改变雌、孕激素的水平,形成了女人特定的情绪周期。那么,你可能要问为什么卵巢失养会引起情绪上的改变呢?这是因为雌激素的分泌会随着卵巢功能的衰退而发生变化。卵巢功能减退时,与下丘脑-垂体-卵巢功能轴相关的激素,如性激素、垂体促性腺激素等都将发生一系列变化,它们都会通过一定的神经传导机制影响女性的情绪变化。而情绪的变化反过来又影响生殖激素的水平,而导致排卵抑制和生理周期紊乱。通常认为,具有明显精神心理创伤及缺乏正常性生活的女性,卵巢功能比同龄人衰退得快。这也是情绪与卵巢功能之间关系密切的体现。

因此,女性朋友如果频繁出现不良情绪如过分敏感、情绪紧张易激动、多疑等时,就应该高度警惕是否卵巢功能出现了异常。尽早配合有效的措施保养卵巢,改善卵巢功能,注意自我情绪调节、劳逸结合、合理饮食、充足睡眠、适度运动锻炼都有助于卵巢功能恢复。和谐完美的性生活也有助于提升卵巢活力。

因此,在日常生活中女性朋友一定要多加注意。保持良好的心态是抵抗疾病侵袭的关键。人在轻松愉快时,机体处于平衡协调状态,体内的免疫活性物质分泌多,抗病能力强。相反,不良情绪可以导致高血压、冠心病甚至癌症的发生。所以女性要善于合理调节、宣泄不良情绪。即使遇到不良事件,也要以平和的心态看待,这对卵巢正常的内分泌功能起关键的作用。

小词典

小试验告诉我们快乐心情有多重要:美国哈佛大学曾做过一个试验,让老鼠反复听猫捉老鼠的录音,慢慢地老鼠的免疫机制完全瘫痪,老鼠很快死亡

月经不调

月经不调在32~45岁年龄段的女性中高发，突出表现为经期不正常：比如过去月经周期二三十天，现在却延长为四十几天；也有的行经量变少，过早出现闭经迹象。

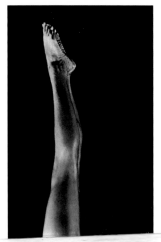

月经正常来潮是女性内生殖器发育正常和卵巢功能健全的表现，卵巢功能正常，有规律地分泌雌、孕激素，子宫内膜才得以正常增生、脱落出现规律性、周期性的子宫出血，月经才会规律。如果卵巢功能异常，黄体功能不好，就会导致月经失调。因为气血是人体一切生理活动的物质基础，尤其是女人。女人如水，月经正常的女人，身体新陈代谢正常，代谢废物排出通畅，从而永葆鲜活的生命力。如果气血运行不畅，经血不通，代谢废物排出不畅，女人自然显现出疾病及衰老症状。

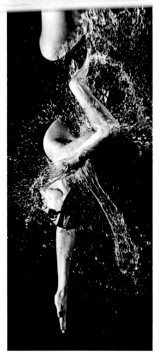

月经来潮直接受卵巢分泌的激素调控。月经异常与卵巢功能有着非常大的联系。卵巢功能衰退会使雌激素缺乏以及促性腺激素水平升高，导致持续性闭经和性器官萎缩、不孕，而使女性未老先衰，给身心健康和正常生活带来极大危

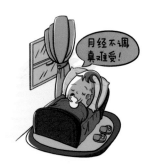

月经不调真难受！

害。因此，对于存在月经不调的女性，一定要首先排除器质性病变，另外，要防止卵巢失养导致的功能衰退。

近年来，卵巢早衰年龄呈现低龄化趋势。有不少十几岁女孩就出现月经异常，卵巢出现病变，严重危害女性健康甚

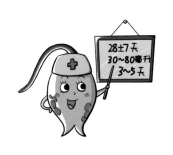

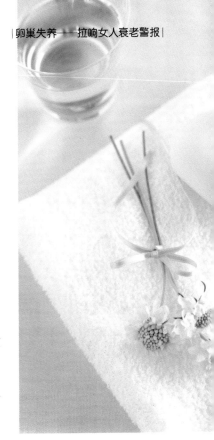

至生殖能力，如出现卵巢囊肿、卵巢早衰、更年期提前,甚至可能会导致不孕。月经出现异常是生殖系统异常的表现,这可能预示着身体内分泌系统异常。所以，女性朋友千万不能忽视自身月经异常现象。如果你的月经出现异常,是卵巢功能失常所致,如果得不到及时调养最终可能导致卵巢早衰,更年期提前。及早发现,及早治疗调理防止造成卵巢不可逆的衰老才是最为关键的。

在月经期间呵护好自己，也是给卵巢最好的保养和呵护。

女性月经正常与否,要从月经的期(周期、经期)、量、色、质(是否有血块)及有无痛经等方面综合判断。

月经周期	是指从月经来潮的第一天起到下一次月经来潮称为一个月经周期,通常为(28 ± 7)天,有极少数女性出现年经、季经。只要月经有自身规律,均属正常现象
月经期	是指生理期,即发育成熟的女性每次月经持续的时间,一般月经期持续2~7天
月经量	正常月经期间的经血量为30~80毫升,多在50毫升左右,以月经来潮的第2~3天最多,之后逐渐减少至干净
经血	经血一般呈暗红色,开始颜色较浅,后逐渐加深,最后变为淡红色而干净。经血中除血液外,还含有子宫内膜碎片、子宫颈黏液及阴道上皮细胞。经血的主要特点是不凝固,但在正常情况下偶尔也有一些小凝块
经质	是指月经血的性状,正常情况下经质不稀不稠、不易凝固、无明显血块、无特殊气味、无痛经等不适

经期特殊保养

注意饮食	忌食辛辣、生冷、饮酒等
寒温适宜	月经期间注意保暖;防寒避湿
保持情绪舒畅	过激情绪会引起冲任气血失和导致月经失调、痛经等
避免过度劳累	过度劳累会使气血消耗过度而难以恢复,影响正常月经
保持外阴清洁,禁止性生活	防止上行感染,引起盆腔、子宫及附件等炎症导致卵巢功能失常

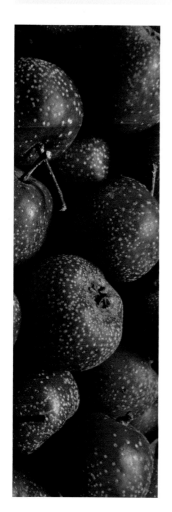

营养师提醒:经期要保证胆固醇类营养摄入,如肉类、动物内脏、蟹黄、全脂奶油、蛋黄等。可适量进食山楂,其含有丰富的有机酸及黄酮类化合物,此外,还含有内酯、甙类、脂肪酶、蛋白质、糖类、淀粉、维生素C、鞣质及微量元素铜、钠、锌、铁、磷、钙等。山楂具有收缩子宫的作用,可促进宫腔内血块排出,从而达到保养卵巢的作用。另外,山楂能扩张血管、解除瘀血状态以及一定的镇静作用,故对痛经者有止痛效果。能够防治心脑血管疾病,软化并扩张血管,促进卵巢血液循环流通,维持卵巢正常功能。山楂开胃消食,增进食欲,促进营养素的吸收,从而增进人体及卵巢的生长发育。

益母草中的生物碱,有显著增强子宫平滑肌兴奋性的作用,促进子宫收缩,增加子宫收缩频率,治疗产后出血,加快产后恢复。

益母草能显著增加冠脉流量,减慢心率,提高超氧歧化酶作用,改善卵巢微循环,维护卵巢正常血液供给,保护卵巢。

益母草所含的益母草碱、水苏碱、月桂酸及油酸等物质，能促进皮肤新陈代谢，使皮肤得到充分营养，变得洁白润泽，从而对皮肤起到良好的营养保健作用。最近的研究发现，益母草鲜汁能增加衰老皮肤中羟脯氨酸和成纤维细胞的含量，还可以抑制酪氨酸酶活性和B216黑素瘤细胞的增殖，从而起到消除面黑、面斑和养颜美容的作用。

当归根部含挥发性油和水溶性成分两大部分。挥发性油的主要成分有藁本内酯、正丁烯基内酯、樟脑酸、茴香酸、壬二酸、邻苯二甲酸，水溶性成分有阿魏酸、丁二酸、烟酸、尿嘧啶、腺嘌呤和胆碱等。此外，还含有蔗糖(sucrose)、果糖(fructose)、葡萄糖(glucose)；维生素A、维生素B_{12}、维生素E；17种氨基酸以及钠、钾、钙、镁等20余种无机元素。

当归含有的维生素B类物质以及生物素，能促进红细胞及血红蛋白的生成，阿魏酸可明显降低补体溶血，从而达到抗贫血的效果。

现代医学实验证明，当归含有兴奋子宫和抑制子宫的两类不同成分，对子宫具有双向调节作用，对子宫及卵巢具有良好的保护作用。另外，当归能够促进子宫增生能量来源的糖代谢过程，维持子宫健康。

小词典

益母草

益母草被称为为血分圣药，全株富含硒、锰等微量元素，并含有益母草碱，水苏碱、益母草定等多种生物碱及苯甲酸，多种维生素及黄酮类物质，具有抗氧化、防衰老、抗疲劳的功效

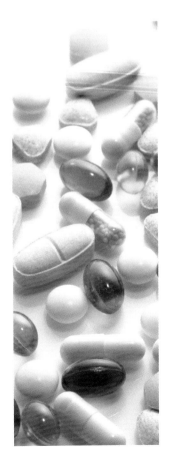

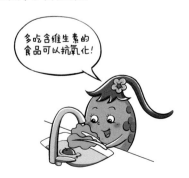

多吃含维生素的食品可以抗氧化！

阴道干、性交痛、失去"性"趣

当初,你和你的他如鱼得水的"性"福生活是不是就像发生在昨天。然而,好景不长,你的身体开始出现了一些变化——阴道变得干涩,这成了你的难言之隐,当初的甜蜜成了现在的痛。他已经开始变得愤怒,因为"你总是不在状态"。你也暗自奇怪,为什么我不再想过性生活了呢?你总是尽力配合你的丈夫,因为你不想让他总因为这事跟你生气。但是,你根本没有性爱的感觉,一点感觉都没有! 就像是妇科大夫把医疗器械探入你的体内,这两种感觉是一样的,都不带有性的感觉。

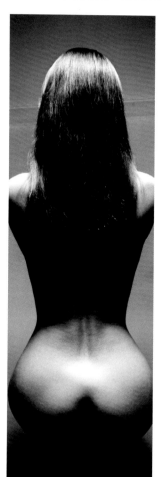

你知道吗? 卵巢功能减退,雌激素分泌不足,是引起阴道干涩的一个非常重要的原因。卵巢功能衰退,其分泌的雌激素水平降低,进而导致外阴和阴道黏膜及性腺萎缩,阴道变短、变窄,阴道壁弹性减弱等,外阴干燥、阴道黏膜变薄、分泌物减少等,因此,阴道的润滑性降低,所以性生活困难或疼痛而影响性欲,使性欲减少,性兴奋的强度下降和时间缩短等,最终引发性冷淡甚至性恐惧。女性的性欲与自身雌激素水平相关,对于卵巢早衰及更年期女性,要想提高性欲,必须重视雌激素源头,保养卵巢。然而和谐的性生活又是更年期女性所必须的,它不但能够刺激卵巢分泌雌激素、延缓衰老、改善神经精神症状,并且可增强女性的自信,让女性容光焕发。

很多不良因素都会导致卵巢失养、功能减退,如辐射、环境污染、不良化学添加剂等刺激。抽烟酗酒、经常熬夜、紧张、情绪抑郁等,都会导致自由基堆积,加速卵巢老化。所以,如果女性出现阴道干涩影响性生活,要找到根本原因,保养卵巢才能从根本上解决问题。建议可在医生的指导下适当服用保养卵巢产品，滋养卵巢，恢复正常内分泌水平，保持阴道正常分泌功能，促进夫妻关系。

在这里，我们还要提醒各位女性注意观察自己身体变化，早日发现卵巢早衰问题，及时进行保养调理，尽早恢复卵巢功能，预防和延缓卵巢衰老。同时，合理运动，培养心平气和的好心态。内外兼修不仅可以保养肌肤，更可享受"性"福。

营养师提醒：枸杞含有丰富的氨基酸、无机盐、微量元素和维生素，具有调节机体免疫力、抑制肿瘤生长和细胞突变、延缓衰老等作用；枸杞中的多糖成分以及甜菜碱、枸杞色素等活性物质，有降血脂、保肝、免疫调节等作用；枸杞特有的雌激素样活性成分，能够增强性腺功能，促进卵巢、子宫的发育，增加子宫重量，稳定卵巢功能。全麦、玉米等食物中含有维生素E，可以促进性激素分泌。蜂蜜和蜂王浆可提高性功能。另外，各种果仁、海藻、虾、驴肉、牡蛎等对助性也有帮助。

小词典

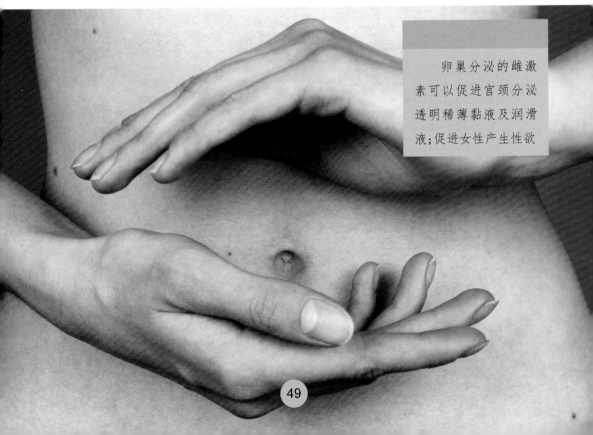

卵巢分泌的雌激素可以促进宫颈分泌透明稀薄黏液及润滑液；促进女性产生性欲

49

妇科病多发

自从上了年纪，就算平时很注意卫生，还是很容易被妇科病缠身：少数女性表现为外阴瘙痒，还有的女性阴道分泌物明显减少，阴道有灼热、疼痛感；尿路经常感染，或出现萎缩，小便时感觉灼热、疼痛……你可知道？如果女性卵巢功能减退，雌激素水平下降，一方面会导致生殖系统萎缩，另一方面还会导致免疫系统功能减退，于是各种各样的疾病相伴而生，尤其是妇科感染性疾病的发生。

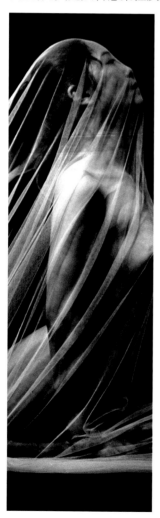

卵巢失养、卵巢功能减退、雌激素水平下降、阴道分泌物减少，导致阴道干燥，对细菌的入侵防御作用减弱；另外，身体器官组织逐渐退化致外阴萎缩、变平、变薄，以及阴道变短、变窄，阴道壁弹性减弱，黏膜变薄，上皮细胞内糖原含量减少，造成阴道内 pH 值上升，局部抵抗力下降，致病菌易入侵繁殖引起炎症。因此，生殖道各种炎症发生，如阴道炎、宫颈炎、附件炎、子宫内膜炎，等等。随卵巢功能减退，各种肿瘤也进入高发期，如子宫肌瘤、阴道癌、子宫颈癌、卵巢癌等。另外，当雌激素分泌不足时，有些女性可发生一系列由于尿道周围组织、膀胱及尿道黏膜萎缩、括约肌松弛，导致萎缩性膀胱炎、尿道炎、尿道口外翻、肉阜及张力性尿失禁。且由于膀胱容量随年龄的增长而减少，生育年龄时约 500ml，而 60 岁时仅为 250ml 左右，因而尿液积聚稍多即会引起不自主的膀胱收缩，而产生尿意，出现尿频、尿急、夜尿增多等。

因此，卵巢功能不好的女性易发生反复发作的泌尿生殖系感染及相关疾病的发生。女性朋友要及时发现问题，及时给予防护措施，早日恢复健康。

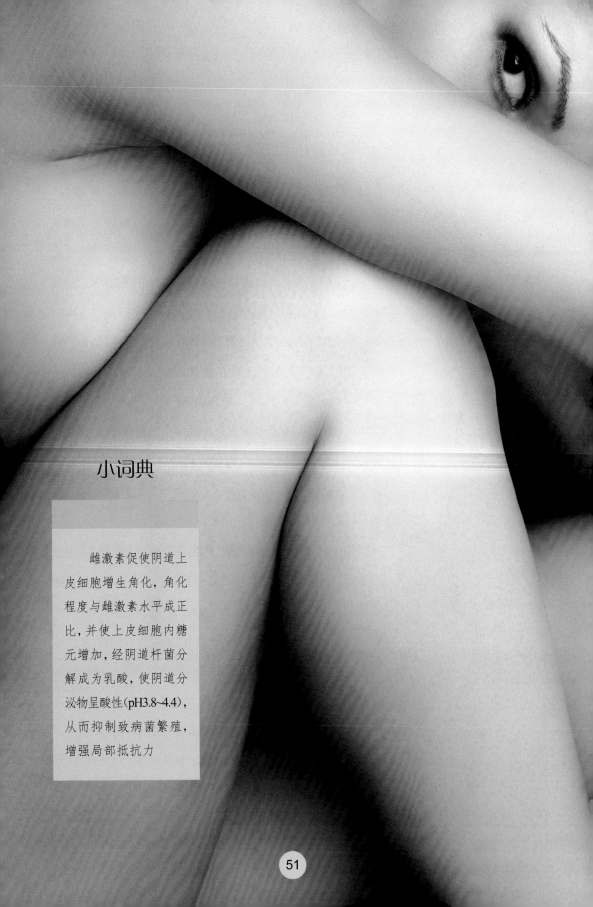

小词典

雌激素促使阴道上皮细胞增生角化，角化程度与雌激素水平成正比，并使上皮细胞内糖元增加，经阴道杆菌分解成为乳酸，使阴道分泌物呈酸性(pH3.8~4.4)，从而抑制致病菌繁殖，增强局部抵抗力

阵发潮热多汗

潮热、潮红、汗出是更年期女性常见问题,其与卵巢功能有着密切的关系。莫名的阵发性潮热汗出是卵巢功能减退的典型症状之一,医学界认为,这是由于女性卵巢功能衰退、雌激素水平下降,导致自主神经功能紊乱、神经内分泌失调所致。卵巢功能减退,雌激素水平下降时,下丘脑自主神经中枢的副交感神经稳定作用减弱,从而产生交感神经反应性张力过高,血管扩张,出现潮热、潮红、汗出等不适。

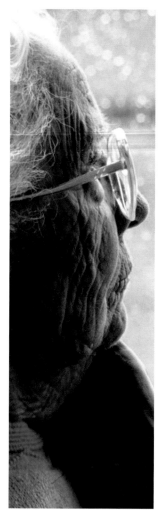

莫名潮热多汗主要表现为身体没有任何预兆、任何外界刺激的情况下,突然出现潮热、多汗等症状,情绪紧张时更明显。一般多见于 50 岁左右的更年期女性。但是,现在未到更年期的中青年女性也时有这样的症状出现,而且近年来呈现逐渐上升的趋势。其实,这种症状的出现提醒女性朋友们应该对自己的卵巢有所重视了,因为这可能是卵巢功能衰退、提前衰老的前兆。

如今,自然环境逐渐恶化,社会各方面压力也增大,更重要的是,现在很多年轻女性的很多不良生活习惯都可导致卵巢提前衰老。如偏食、嗜烟酒的女性,或为了减肥节食、厌食的女性,其卵巢早衰的发病率比具有良好生活习惯的女性显著增高。还有部分年轻女性由于长期嗜食含有过多的雌激素的食物,因而导致过早发育、青春期提前、月经初潮早,卵巢也会过早衰老。又如,现在很多女性不爱运动而又想拥有傲人身材而穿塑形内衣。殊不知,内衣过紧会压迫子宫卵巢、血液循环不畅,导致卵巢发育受限而引起卵巢早衰。特别是在少女时期长期穿紧身内衣,不仅会影响卵巢及乳房发育,还会诱发乳腺及卵巢相关疾病。现在生活方式改变导致女性心理压力过大,使女性提前出现更年期症状。另外,过晚生育也是卵巢早衰的原因之一。

因此,女性朋友应对此加以重视,尽早进行合理保健治疗。在治疗的同时必须配合自身调节,养成良好生活习惯,摒弃不良嗜好,劳逸结合,保证充足的睡眠、积极乐观的情绪、合理均衡的膳食、适度的运动,才有助于卵巢功能的恢复。

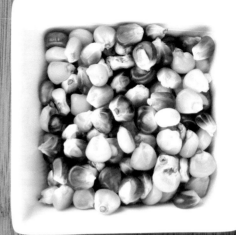

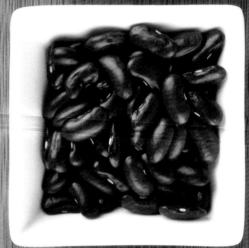

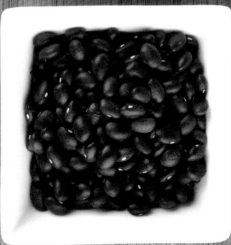

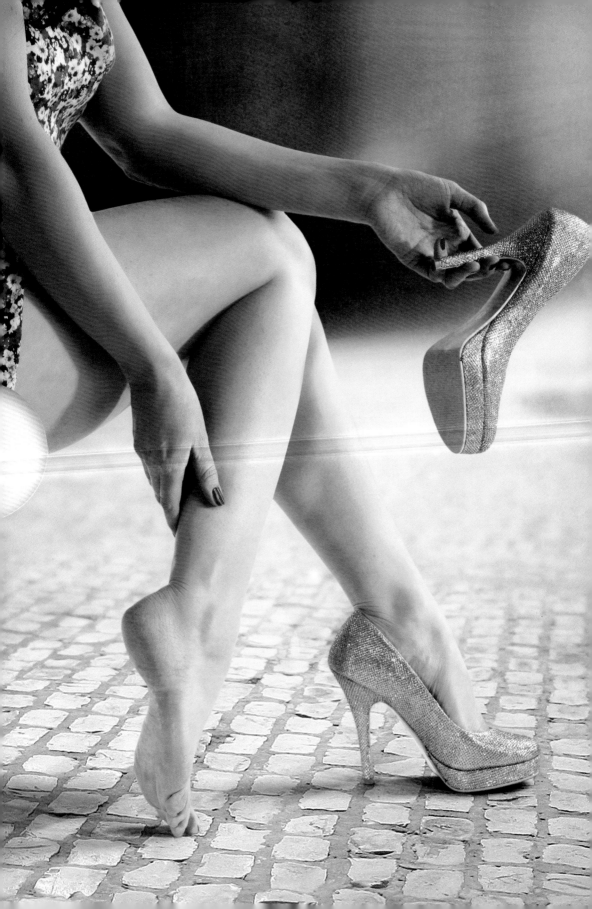

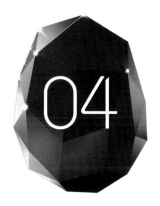

04

卵巢很受伤,九大不良习惯是元凶

卵巢是女人健康美丽的源头:卵巢鲜活,女人就年轻;卵巢不好,女人就衰老。如何让卵巢一直保持好状态?日常的生活作息以及饮食习惯与卵巢有着莫大的关系。

在我们身边,为什么同样的年龄之下,有的女性看起来更年轻,有的则更显老呢?区别就在于日常的生活习惯。女性 30 岁以前的容貌是爸妈给的,而 30 岁以后的容貌则是自己给的,好的作息习惯会让女性越变越美,坏的作息习惯则会让你加速变老变丑,所以,在生活中女性朋友一定要注意呵护自己,关爱自己的卵巢,尽量避免让卵巢受到伤害的生活习惯或者行为。否则,你在怪"红颜易逝"的时候,有没有想过是谁偷走了你的美丽容颜?有没有意识到也许就是你自己不经意的坏习惯,伤害了卵巢,葬送了自己的美貌和健康。

长期熬夜

你知道吗？卵巢最怕就是熬夜！长期夜生活不仅容易让皮肤失去弹性、光泽，还会导致妇科病的发生。女性一定要避免长期熬夜工作及夜生活，因为长期熬夜会直接耗损女性阴血。《妇人大全良方》首先提出"妇人以血为本"。女子以血为本，以血为用，女子经、孕、产、乳的生理功能都离不开血，均与血的充盈与否密切相关。气血旺盛流畅则任脉通冲脉盛，下注胞宫，月经如期来潮；孕期气血充盈，则胎有所养；气血上行，促进乳房发育；产后气血充足，则上行化乳。阴血匮乏，气血失调，则可导致各种妇科疾病。俗话说"不要错过子时觉"，中医认为，夜卧则血归肝，晚上十一点是养肝肾，益肺气，补气血的最佳时间，此时需要深度睡眠，气血才得以补充。

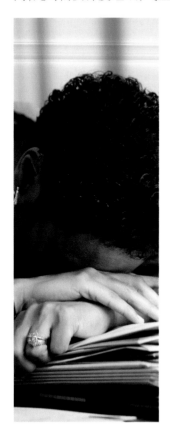

现代医学也认为，根据人体的生物钟运行规律，晚上9~10点到凌晨5~6点，是身体内排毒的时间，需要安静和熟睡，毒素才能顺利代谢排出。人体正常生命活动所需的各种激素在夜间分泌最为旺盛，女性经常熬夜就会导致体内激素分泌异常，进而影响女性的排卵周期，出现月经紊乱，孕激素分泌不平衡。如果雌激素长期分泌不足，会造成卵巢功能衰退而出现持续性闭经、子宫萎缩、骨质疏松等，最终导致卵巢早衰。一些女性高发肿瘤如子宫肌瘤，而子宫内膜病变、卵巢病变、乳腺疾病等都会随之出现。调查显示，经常熬夜的女性要比晚上正常时间入睡的女性罹患早期卵巢癌的风险增加49%，患晚期卵巢癌的风险高24%。

因此，养成规律的生活作息习惯是卵巢保养的基础。

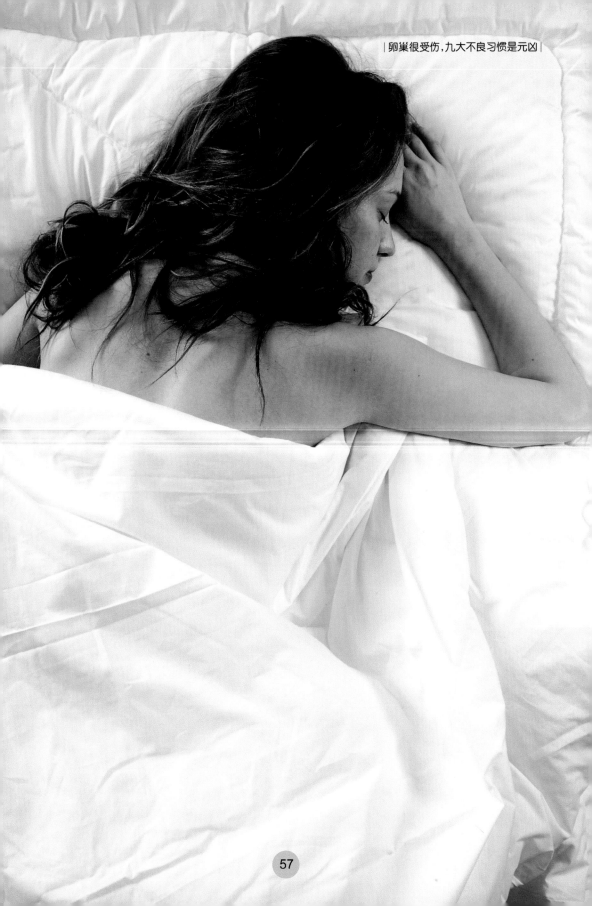

过量饮用富含咖啡因的饮料

你是否酷爱饮料,并且经常依赖含咖啡因类饮料提神呢?适度地使用含咖啡因类饮料确实有祛除疲劳、兴奋神经的作用,在临床上也常用于治疗神经衰弱和昏迷复苏等。然而,摄入咖啡因过量的话会给健康带来诸多不利影响。

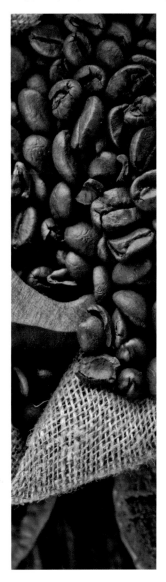

首先,大剂量或长期使用会引起惊厥、心律失常,并可加重或诱发消化性溃疡,甚至导致下一代智力低下、肢体畸形。特别是其具有成瘾性,一旦停用会出现精神萎靡、浑身乏力等各种戒断症状。虽然其成瘾性较弱,戒断症状也不是十分严重,但由于其制剂的耐受性而导致用量不断增加时,咖啡因就不仅作用于大脑皮层,还能直接兴奋延髓,引起阵发性惊厥和骨骼震颤,损害肝、胃、肾等重要内脏器官,诱发呼吸道炎症、女性乳腺疾病等。

其次,咖啡因对月经期女性危害更大。有研究发现,过量的咖啡因会阻碍糖类的新陈代谢,使乳房发生水肿、胀痛。并且,月经期咖啡因摄入量过多,会增加对体内贮存的B族维生素的消耗。而B族维生素中的胆素、肌醇等对中枢神经系统起着镇静作用,因此,B族维生素缺乏会引起失眠、焦急、易怒等不良的症状。另外,过量饮用咖啡会增加体内的雌激素,加重一些妇科疾病,如子宫内膜异位症、乳房肿胀以及一些妇科肿瘤等;而在月经期喝咖啡,则会使体内雌激素水平明显上升,影响卵巢内卵泡发育,加速卵巢老化,也会加速人体其他器官老化,并导致月经紊乱。咖啡还会诱发并加重痛经。

因此，就算你喜好咖啡类饮品，也最好根据咖啡因对自己睡眠、血压、消化系统及女性生殖系统的影响来调节恰当的摄入量。儿童、哺乳期女性和孕妇应少喝，因为咖啡因对幼儿身体影响更明显。

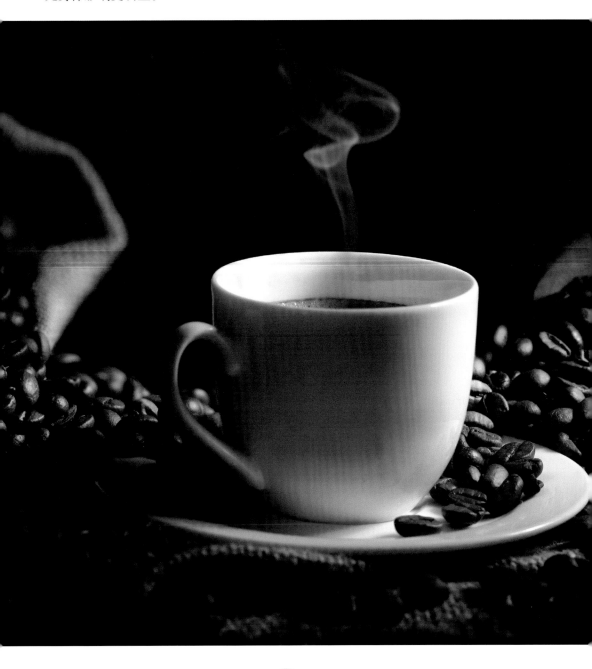

过度减肥

如今,大多数女性追求苗条身材而使用各种不恰当方法导致减肥过度,体内脂肪急剧减少。然而,他们不知道当体内脂肪过少时就会影响体内雌激素的水平,因为脂肪是合成雌激素的主要原料,体内脂肪不足会导致雌激素生成不足,雌激素减少又会引起月经紊乱,甚至出现闭经,非正常闭经又会抑制卵巢的排卵功能,最终导致卵巢早衰,若治疗不及时,甚至会导致不孕。因此,不恰当减肥会导致卵巢早衰。过度减肥的女性平时摄入一些必需营养素如鱼、虾等不足,体内缺乏必要的营养素,脏器衰老加快,更年期提前。

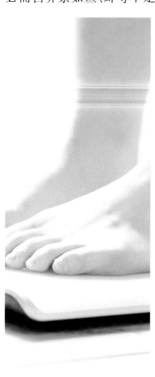

据相关专家介绍,在因月经不调就诊的 25~40 岁女性中,超过 1/3 的人有不同程度的卵巢早衰现象,这一数字还有进一步增长趋势。引发卵巢早衰的原因很多,过度减肥就是一个重要因素。过度减肥导致营养物质摄入不足造成月经紊乱,继而导致卵巢早衰。卵巢早衰如果发展到闭经阶段,不仅会造成不孕,还可使患者出现骨质疏松、脂质代谢紊乱等更年期症状。对于过度减肥的危害,热衷于减肥的女性朋友们必须予以重视。

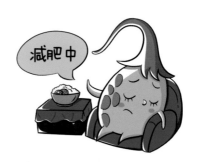

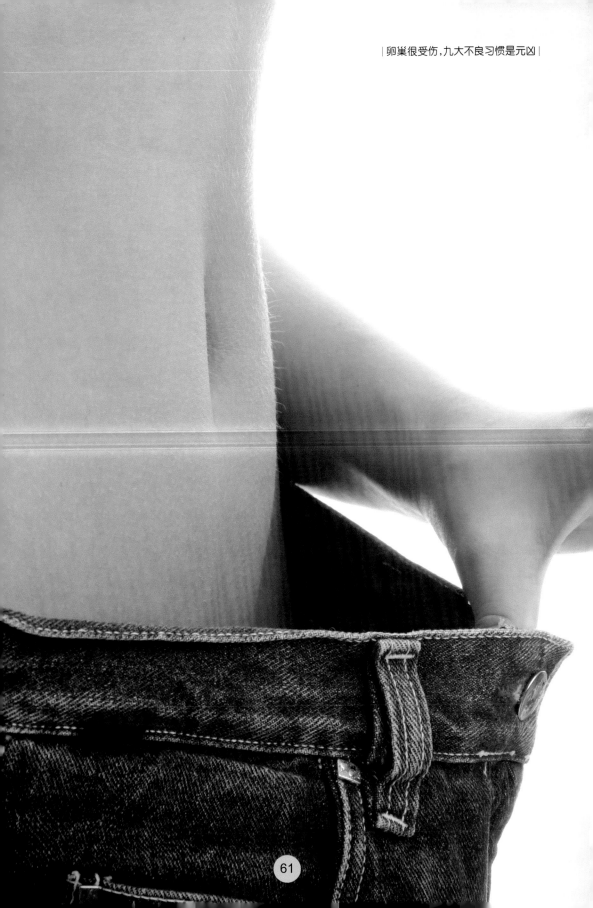

久坐不动伤卵巢

新的调查研究发现,久坐不动会导致"卵巢缺氧",而成为影响卵巢功能的又一重要因素。如长时间不良坐姿,可能引起慢性附件炎,导致病原体经阴道上行感染并扩散,进而影响整个盆腔。尤其是对于那些本身就有子宫过度前倾或者后屈的女性来说,久坐不动还会导致经血逆流入卵巢,引起卵巢囊肿、子宫内膜异位等问题。

相关专家指出,据临床统计,育龄女性中 10%左右的人群患有不孕不育症,尤其是那些经常在办公室久坐不动的女性。缺少运动导致"卵巢缺氧",病毒侵袭可致妇科炎症多发。久坐状态、缺乏锻炼,导致气血循环障碍、痛经加重;气滞血瘀导致淋巴或血行性的栓塞,使输卵管不通畅,长期发展引起卵巢早衰。

因此,要改善这种状况,医生建议:对于工作时间长、需久坐、缺乏运动的女性朋友,每天至少运动 30 分钟,以瑜伽、慢跑等有氧运动为优。

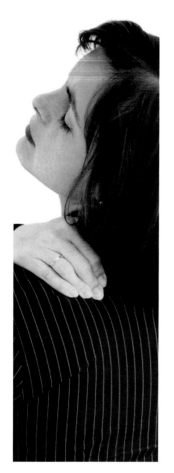

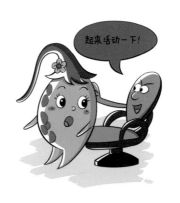

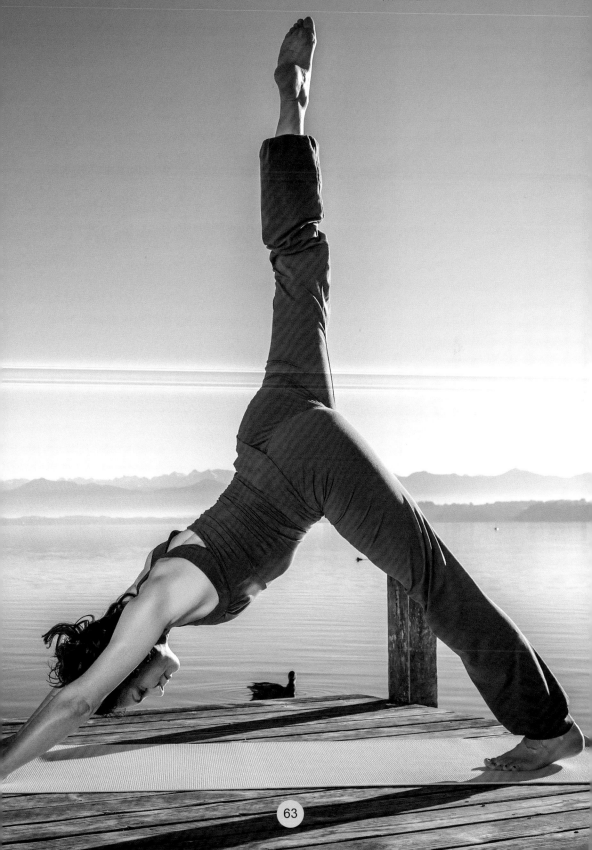

不科学运动

如今人们逐渐认识到运动的重要性,无论在健身房,还是在家中,运动都已经成为很多女性朋友生活中的必修课。运动锻炼有助于维持身体健康。然而,你知道吗? 如果运动不当,有可能导致卵巢破裂、子宫下垂、月经不调等多种疾病的发生,特别是在月经前后,危险更大,如果卵巢破裂抢救不及时,后果不堪设想。女性不科学运动易导致下面几种情况的发生。

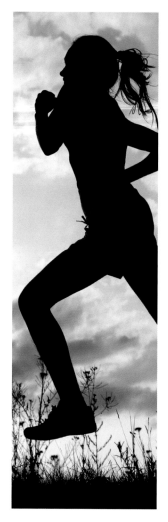

首先,最危险且常见的是卵巢破裂。由于活动过于剧烈、抓举重物、腹部挤压、碰撞等都可能引起卵巢破裂,出现下腹部疼痛,甚至波及全腹。卵巢破裂一般发生在月经周期的第 10 ~ 18 天。卵巢破裂严重影响女性的生活,有可能导致卵巢早衰及不孕症。

其次,剧烈运动还会导致月经不调、子宫脱垂、子宫内膜异位症等不良后果。据调查统计,运动量过大的女性,月经不调常有发生。其原因主要是剧烈运动会抑制下丘脑功能,造成内分泌系统功能抑制,影响体内性激素的水平,从而干扰正常月经周期。女性做超负荷运动,尤其是举重等超负荷训练可使腹压增加, 引起子宫位置下降。若长期超负荷运动,就会导致子宫脱垂。尤其是经期剧烈运动有可能使经血从子宫腔逆流入盆腔,随经血内流的子宫内膜碎屑有可能种植在卵巢等脏器上,导致子宫内膜异位症,患者常出现渐进性加剧的痛经,还常引起不孕症,异位至卵巢可能导致卵巢囊肿、卵巢早衰。

另外,过激性行为也属剧烈运动,也是造成卵巢破裂的原因之一。性生活时生殖器官扩张充血，特别是在性高潮时，肌肉组织呈现痉挛性收缩，导致卵巢内卵泡及黄体内张力增高，易致卵巢破裂。如果此时女性腹部严重受压，并受到猛烈冲击，更加重了卵巢破裂的危险性。

因此，提醒广大女性朋友，性生活要适度，运动也要循序渐进，掌握科学的运动方法，不要为了追求健康反而损害健康。

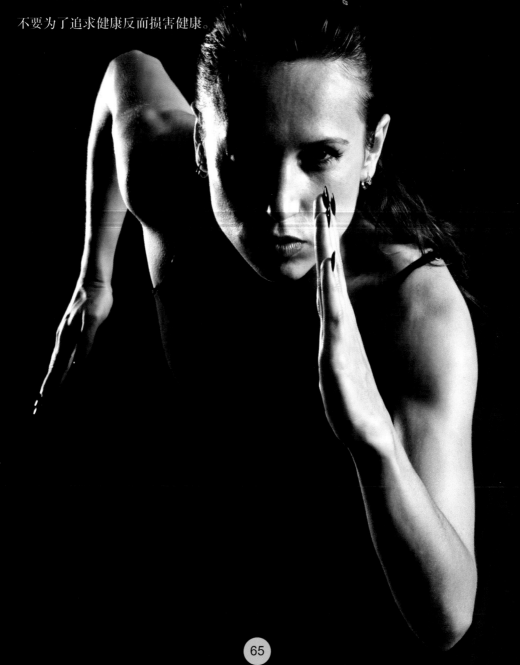

贪　凉

　　很多不良生活习惯会伤害到卵巢，如上面所说的抽烟酗酒、过度减肥、运动不当、缺少运动，等等。还有，夏天很多女性朋友都会贪凉，喝大量的冷饮，如冰镇的饮料、西瓜、冰淇淋、雪糕等，夏天喜欢把空调开很低，虽享一时之凉爽，却不知，你的行为给健康留下了多少后患。不仅伤了脾胃，还是以牺牲健康美丽之源——卵巢为代价的，因为这些不良习惯对卵巢暗藏杀机。

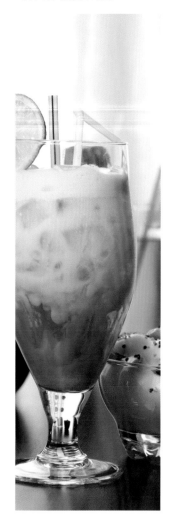

　　生理期睡凉、吃凉的行为可谓是女性健康的"杀手"，会直接导致身体阴阳失调，影响卵巢功能。女性经血以"通"为主。月经期间，经血排出顺利与否，直接关系到身体是否健康。女性养生以"暖"为主，不能过食寒凉的食物，还要注意保暖，肚脐、后腰和脚心尤其不能受凉。穿露肚脐装、大量喝冷饮、用冷水洗澡、整夜吹空调入睡等不良的生活习惯都会导致女性机体外受风寒，使寒气凝于胞宫而导致内分泌紊乱，出现月经不调、痛经等症状。月经不调日久，就可能使卵巢和子宫功能受损，从而引发多种妇科疾病，如子宫肌瘤、卵巢囊肿、子宫内膜异位症、多囊卵巢综合征等妇科疾病的初期症状，表现为月经不调，绝大多数的不孕患者也都有月经不调的症状。

　　因此，女性朋友不宜长时间呆在空调房里，室温最好不低于26℃；月经来潮前不宜大量喝冷饮等；更不宜洗冷水澡或整夜开着空调休息。

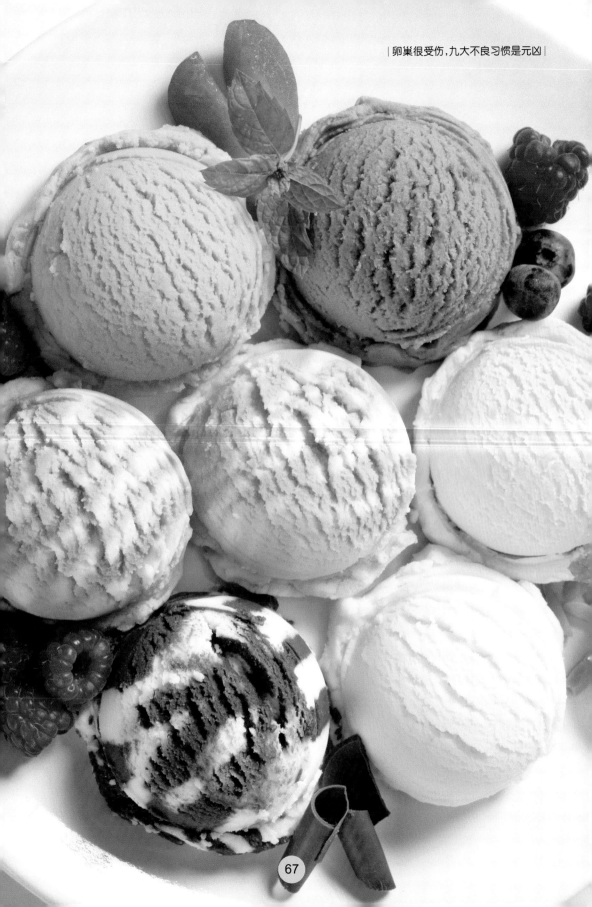

避孕方式不当

避孕方式很多,但口服避孕药,因其使用方便而成为很多女性朋友的避孕首选。也因此成为很多女性朋友长期使用的一种避孕方式。然而,长期服用避孕药对女性朋友的健康具有很大危害。专家提醒并不是所有女性朋友都适合服用避孕药避孕。我们在这里为大家介绍长期服用避孕药的危害,以供女性朋友参考。

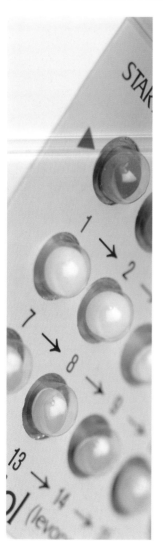

首先,短期内反复多次服用紧急避孕药,会导致严重的内分泌紊乱,从而引起月经紊乱等症状。长期服用紧急避孕药会使阴道分泌物减少,不但降低了对外来细菌的抵抗力,易引发阴道炎、盆腔炎等妇科感染性疾病,同时也降低了阴道的润滑作用,从而影响性生活的质量;另外,还可能对输卵管、卵巢等生殖器官造成不可挽回的伤害,导致卵巢早衰、习惯性流产、胎儿发育不正常等,严重影响女性健康及生育能力。

此外,服用避孕药还会出现一些副作用,如恶心、肠胃不适、头痛、乳房压痛、体重增加、情绪紧张或低潮、月经延期、皮肤出现褐斑等。避孕药也可能会诱发和加重某些肿瘤,如乳腺癌、子宫颈癌、肝脏腺瘤等。

专家表示,一些人是不宜服用避孕药的,如脑血管或心脏冠状动脉、高血压而未治疗、糖尿病并有血管问题、肝脏疾病、胃肠吸收不好的女性,年龄大于35岁且有抽烟习惯的女性,已怀孕或可能怀孕的女性绝对不能服用避孕药,尤其紧急避孕药。因为紧急避孕药内含有的雌激素水平很高,一次紧急避孕的雌激素量相当于8天常规短效口服避孕药的含

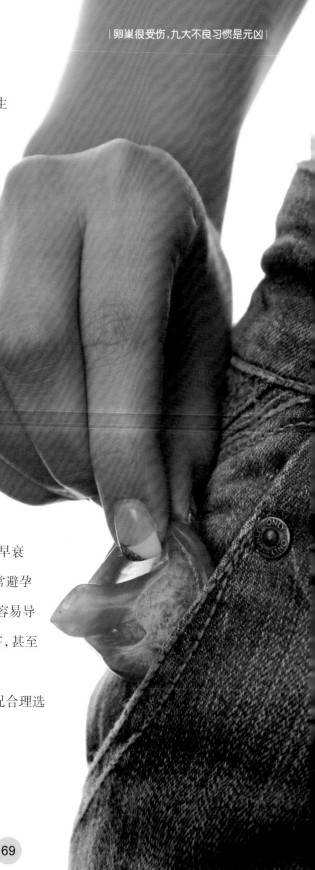

量，因此，紧急避孕药服用量过大，会产生肠胃不适，月经周期紊乱，甚至卵巢功能抑制等现象，造成内分泌紊乱，破坏了正常的月经规律，如果长时间服用，严重者还会导致闭经，影响排卵从而导致不孕。紧急避孕药一般一年最多吃 3 粒。

有很多女性朋友想知道经常服用紧急避孕药会不会造成卵巢早衰。对于这个问题，回答是肯定的。临床不乏由于经常服用紧急避孕药而导致卵巢早衰引起闭经的年轻女性，经常服用紧急避孕药确实是造成卵巢早衰的主要原因之一。紧急避孕药一般于正常避孕方法失败的 72 小时内使用，但常用此药容易导致内分泌紊乱，对卵巢造成不可逆的损害，甚至导致卵巢功能快速减退而提前衰老。

因此，女性朋友一定要根据自身情况合理选择避孕方式，科学使用避孕药。

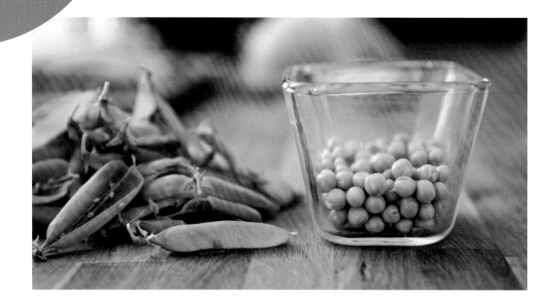

豆类食品摄入不足

随着现代生活节奏的加快,人们的各方面压力增大,饮食习惯发生变化,卵巢的寿命也因此受到很大影响,卵巢早衰的问题引起越来越多的关注。因为卵巢是女性美的源泉,是女人永葆青春的根基所在。卵巢分泌雌激素的功能正常,女性才能散发青春魅力。体内雌激素分泌不足时,就需要摄入足量外源性雌激素补充。

然而,雌激素替代疗法的副作用限制了其在卵巢早衰中的使用。植物雌激素却没有明显副作用而被用于卵巢早衰的预防和保健治疗。大豆是被研究的最多的富含植物雌激素的食物。大豆中主要成分大豆异黄酮是一种类雌激素,即具有雌激素活性的植物性雌激素,能有效调节血脂、降低胆固醇、保护心血管、稳定情绪、延缓卵巢功能减退,从而延缓衰老。能够保持皮肤弹性,减少钙质流失,降血脂,减轻女性更年期症状等。相关医学研究表明:更年期女性每天摄入 50 毫克以上大豆异黄酮,能有效延缓衰老,改善更年期症状。

因此,女性朋友应该合理摄入豆制品以补充卵巢所需营养物质,预防和延缓卵巢早衰。

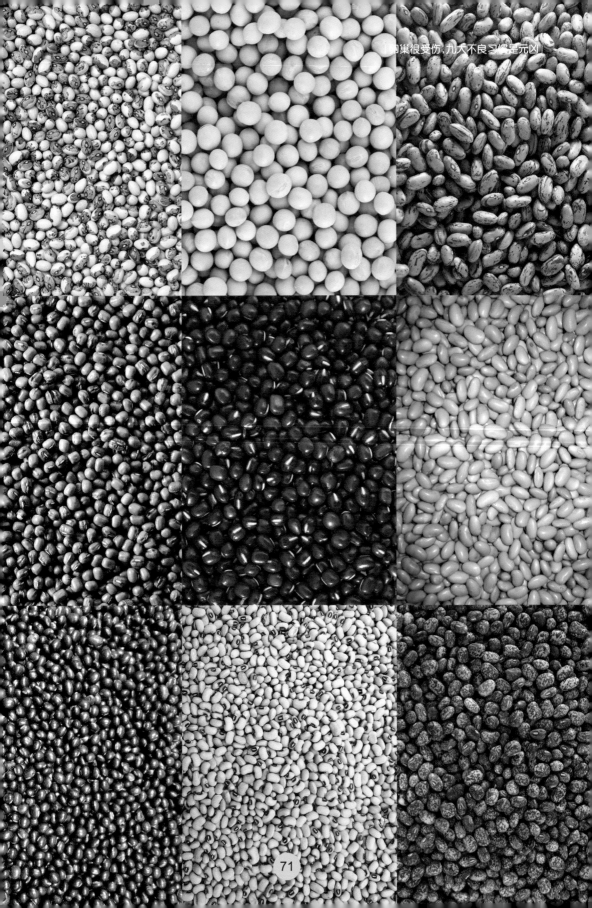

长期吸烟、酗酒

随着时代的变迁,吸烟饮酒逐渐成为一些女性追求的潮流。但是,我们不得不提醒追求这种潮流的女性朋友们,这实在是一个严重危害女性健康和美丽的潮流。

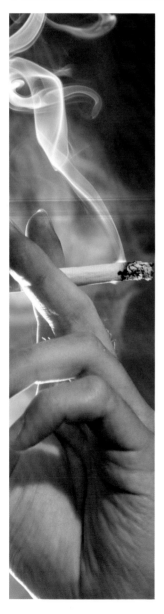

医学研究表明,吸烟对女性健康的危害非常大。香烟中的尼古丁类物质抑制卵巢中的芳香化酶活性,减少雌激素的生成,从而影响少女子宫、输卵管等生殖器官以及乳房等第二性征的发育,影响正常的月经规律。香烟中的尼古丁会导致一系列内分泌功能的失调,进而影响女性的排卵周期,出现月经不调,随之会使雌、孕激素分泌不平衡。吸烟还会使女性生育能力下降,易患不孕症。据调查,每天吸烟 12 支以上的孕妇,其流产率比不吸烟孕妇高一倍以上,早产发生率高两倍。另外,一些女性高发肿瘤,都与雌、孕激素的分泌异常有着密切的关系。长期吸烟,烟尘中的某些成分会对卵泡造成伤害,导致卵泡提前消失,导致卵巢早衰,使更年期提前,并加重绝经后骨质疏松症等。吸烟还会使女性的皮肤过早衰老,失去弹性。吸烟时间长、吸烟量大者,嘴唇和眼角会过早出现皱纹,牙齿发黄,皮肤粗糙。另外,值得注意的是,女性被动吸入二手烟的危害不亚于主动吸烟的危害。

除了抽烟,饮酒过量也会导致卵巢早衰。女性饮酒过量会影响卵泡的发育和成熟。长期嗜酒可能导致女性性征减弱、卵巢萎缩以及不孕和畸胎发生。长期酗酒会导致女性性欲减退、性高潮障碍、性交痛和阴道痉挛等症状。酒精中毒使卵巢逐渐萎缩,功能减退,引起卵巢早衰,绝经期会明显提前。

　　因此，女性朋友要想健康美丽，青春永驻，预防卵巢早衰，就必须戒烟酒，培养良好的生活方式，还要注意在公共场所、家庭中减少被动吸烟的机会。

危险
生活习惯

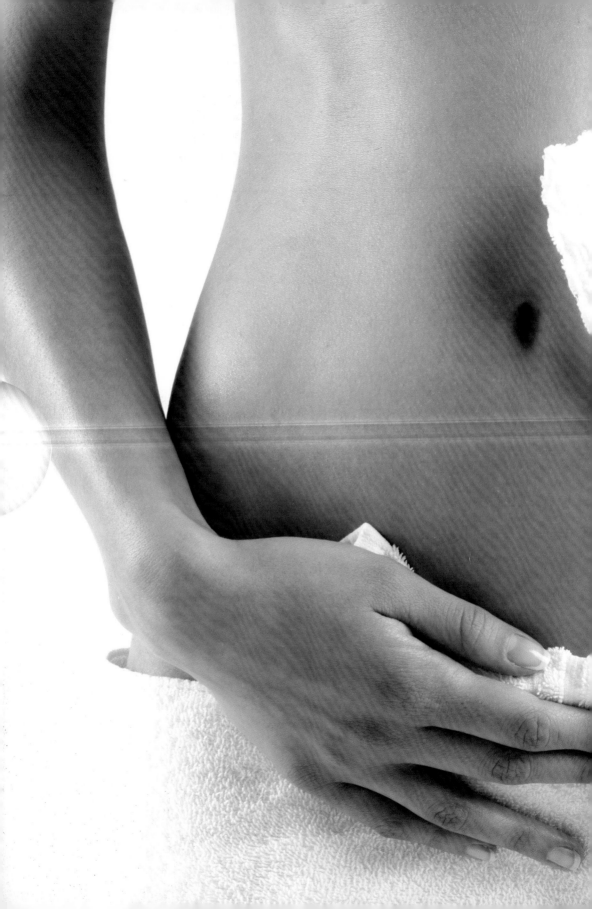

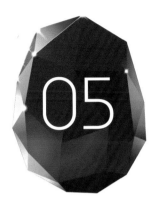

05

女性不同时期，给卵巢不同关爱

在了解了卵巢那么多的重要性之后，现在你知道了吧，卵巢就是女人的保鲜密码，保养卵巢，就是女人永葆青春的关键所在。那卵巢应该如何保养呢？保持卵巢活力的秘密武器藏在哪里呢？

由于女性独特的生理特性，卵巢一生要经历发育期、旺盛期、隐性更年期、更年期等不同的阶段。伴随女性年龄的增长，卵巢本身会发生一系列重要变化，想要每个阶段都绽放你最极致的美丽，最大程度地留住青春与健康，每个时期我们都有不同的卵巢保养任务。通过恰当的方法给予卵巢不同的呵护和关爱，我们会收获相应阶段的健康与美丽。

18~25 岁——卵巢抚养期：
助卵巢发育，为美丽奠基

随着青春期的逐渐发育，这一时期女性发育完成并处于生命活力最旺盛的时期，这个时期的卵巢功能已经发育完善，是女性的性成熟期。雌激素与孕激素协同作用与周期性的波动启动了规律性的排卵与月经的来潮，维持女人美丽容颜和窈窕迷人的体态，彰显着成熟女性风韵十足的魅力。

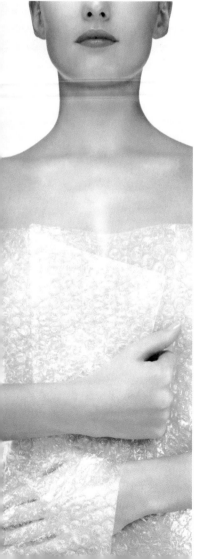

若此时期卵巢发育不充分，激素分泌失调，会严重影响乳腺、子宫等正常发育，出现第二性征发育不全、青春痘、月经失调等一系列问题，轻者影响女性优美体型，重者影响女性将来正常生育生殖。因此，这一时候卵巢保养任务主要是助卵巢发育，为美丽奠基。

卵巢抚养期——女人饮食

首先，不仅要平衡饮食，使食物品种多样化，还要注意摄入丰富的营养，尤其是富含优质蛋白质的食物，实时补足生长发育所需的全部营养素，满足身体发育的同时，让乳腺、子宫、卵巢有足够的营养完成生长发育，恢复卵巢的正常功能。

青春期女性饮食注意事项：

❶ 月经来潮前 1 周的饮食宜清淡、易消化、富营养。可以多吃豆类、鱼类等高蛋白食物，并增加绿叶蔬菜、水果的摄入；要多饮水，以保持大便通畅，减轻骨盆充血的程度。

❷ 月经来潮初期时，女性常会感到腰痛、不思饮食，这时不妨多吃一些开胃、易消化的食物，如枣、面条、薏米粥等。

月经不调、手脚冰凉

名医食疗方——桑梅阿胶精华饮

组方思路之源	女性为阴柔之体，阴气稍有不足，便易发生阴阳失调而出现五心烦热、潮热、盗汗、失眠多梦，甚至早衰等一系列阴液不足的问题，虽说"女子以肝为先天"，然而肝肾同源，肝藏血，肾藏精，精生血，血养精。只有肾精充足了，肝血才会旺盛，肝脏功能才能正常；肝血充盛了，使血化为精，肾精才能充盈；精血化生有源，生命才有源源不断的生命力。因此，女性在养生保健中更要注意顾护肾精、滋补肾阴、调肝养血，使经血化生有源
主要原料	桑葚提取物（生地）、乌梅提取物（白芍）、阿胶、燕麦、番茄红素
中医配方原理	方中以桑葚为君药，补肝益肾、滋阴补血；臣以乌梅和肝气、养肝血，君臣相伍，共奏益肾调肝、滋阴补血之效；佐以阿胶助君臣滋阴补血；辅以燕麦益气健脾养心、益肝和胃、润肠、敛汗；辅以番茄红素补充维生素以抗氧化增强滋阴作用

❸月经来潮期间会损失一部分血液，因此，女孩子在月经后期需要多补充富含蛋白质及铁、钾、钠、钙、镁等矿物质的食物，如肉、动物肝、蛋、奶等。

❹进入青春期的女孩在吃饭前后注意休息：在进食的前后如果运动则胃肠道的血供应就会减少，必然导致胃肠功能的下降，而引起消化不良及一系列的胃肠毛病，所以进食前后要注意休息，以保证胃肠的供血。

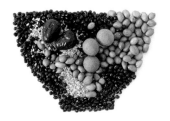

卵巢抚养期——女人运动

这一阶段的女性身体功能处于鼎盛时期,心律、肺活量、骨骼的灵敏度、稳定性及弹力等各方面均达到最佳点。因此,要趁年轻时把体型塑造好。锻炼重点主要是胸部、腰背部、大腿和臀部,方法则有舞蹈、慢跑、游泳等。舞蹈既能让女性产生运动兴趣,又能增加身体的协调性,对塑造身体线条大有帮助。建议每周不少于 3 次锻炼,每次锻炼 30~40 分钟,月经期间避免剧烈运动。

卵巢抚养期——女人作息

月经期间要注意卫生,避免感染,否则会对卵巢正常发育十分不利。月经期间女孩子可以适当活动,帮助血液运行通畅,但要注意避免过于劳累,避免湿冷,避免进食刺激性食物。最后,要注意不要过早开始性生活。

卵巢抚养期——女人保健

发育不全的乳腺、子宫、卵巢,需要对其进行补足所需的全部营养素,满足身体发育的同时,让乳腺、子宫、卵巢有足够的营养来生长发育。

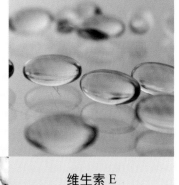

大豆胚芽粉
富含人体及卵巢所需的各种能源物质和微量元素,其含有大豆异黄酮,调节体内雌激素分泌,促进卵巢发育完善

葡萄籽精华 OPC
调节肌肤水油平衡,祛痘,防晒防辐射

维生素 E
即生育酚,能有效促进卵巢发育,增加雌激素浓度,提高生育能力

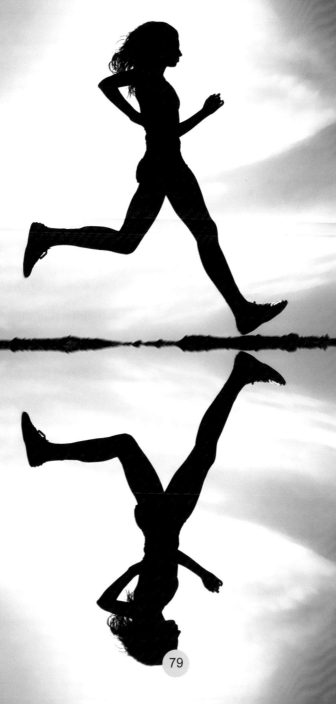

25~40岁——卵巢保养期：
让风韵驻足，给美丽保鲜

这一时期女性发育完成，并处于生命活力最旺盛的时期，这时卵巢功能成熟，卵泡有周期性排卵和分泌性激素，乳房和生殖器官及整个身体都有不同程度的周期性变化，体内的生理变化也渐趋规律。当女性25~35岁时，卵巢状态最好：功能旺盛，供给女人全身所需多种激素和生长因子，维持女性成熟魅力。此时皮肤水嫩、光滑细腻、充满弹性，身材匀称，乳房饱满，腰身健美，夫妻生活和谐美满，全身充满健康的活力。

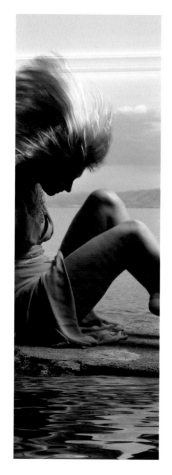

因此，此期也是女性生育活动最旺盛的时期，故称婚育期。当然，婚育期也是卵巢最忙碌、最重要的时期，在婚育期，夫妻能够享受和谐而美满的性爱，和谐性爱又是保持卵巢等生殖器官健康活力的"特效药"，和谐的性生活可以增强夫妻感情，使人精神愉快，提高工作效率，还能提高人体免疫力。

然而，受妊娠、分娩和哺乳的影响，卵巢工作强度大，激素变化容易失常，这个时期也是女性身体状态由盛而衰的拐点。35岁以后，卵巢功能与激素的平衡发生异常，这些异常变化导致了人体一些器官细胞的过度疲劳，从而出现失养而致的假性衰老症状。因为内分泌失调而致色斑、皱纹、皮肤松弛、胸部下垂、脂肪代谢异常而分布不均匀出现身材走形等一系列未老先衰现象，但是，这些症状一般是可逆的。如果能够通过恰当的调理，适量补充提高卵巢功能及调节内分泌平衡的物质，就会使体内疲劳的细胞恢复活力，解决假性衰老问题。另外，现实生活中，各种心理、社会及环境因素也不断地侵蚀卵巢的健康。因此, 这个时期保护卵巢免受伤害, 保住卵巢的好状态, 防止其过早衰老是最主要的保养任务。

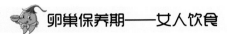

卵巢保养期——女人饮食

及时补充卵巢营养, 加强卵巢防护。卵巢分泌功能过于旺盛, 基因突变的可能性也大大增加, 各种肿瘤逐渐进入发病的高峰期。生殖系统肿瘤可发生于任何年龄, 但多见于生育期女性。如果能够做到早诊断、早治疗, 就能有效地保护卵巢功能。同时在日常生活

宫寒不孕, 妇科瘀瘤

名医食疗方——桃红佛手方

组方思路之源	女子以肝为先天之本而肝主疏泄, 调畅气机, 促进脾胃的运化功能, 调畅情志肝为刚脏, 主升、主动的生理特点是推动血和津液运行的一个重要环节。肝气郁结会使女人胞宫受阻, 面色晦暗, 生黄褐斑等; 还会引起血行障碍, 形成血瘀, 或为癥积、肿块, 导致乳腺增生、子宫肌瘤、甲状腺疾病等肝经循行路线上各脏器的疾病。所以, 女人保健要从舒肝理气入手。女性为阴柔之体, 各种内外因相互作用, 均易使女性体内阴阳分布不均致阴寒之气下行而虚阳上浮出现肢体冰凉、宫寒而上半身哄热、面部潮红、痤疮、妇科炎症、子宫肌瘤等阴阳不调的各种问题
主要原料	佛手、山楂、肉桂、薏苡仁、茯苓、桃仁、红花、白茅根、紫苏、虫草菌丝
中医配方原理	方中以佛手、山楂为君药, 疏肝理气、健脾和胃、活血化瘀; 臣以肉桂, 补火助阳、引火归元、散寒止痛、活血通经, 其散寒邪而利气, 下行而补肾, 能导火归原以通其气, 达子宫而破血, 故补命门、益火消阴, 君臣相伍, 共奏调肝理气、引火归元、通血脉而活血化瘀, 调补下元阴阳之功效。用于治疗下元虚损、肾气虚衰而引起之女子虚阳浮越、上热下寒癥瘕、宫寒不孕等。佐以薏苡仁、茯苓加强健脾祛湿作用, 邪去则气血通畅, 气血通畅则安; 以桃仁加强活血作用; 以白茅根寒凉血, 甘益血, 热去则血和, 和则瘀消而闭通, 通则健; 辅以少量紫苏宣肺, 以助肝木之调达; 辅以虫草菌丝体补益正气

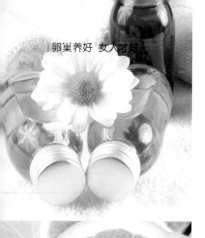

中,注意加强卵巢营养,及时扭转卵巢因失养造成的"假衰现象"也是非常必要的。

卵巢保养期——女人运动

这个阶段的女性大多因经历生育而添了不少赘肉,稍不加注意,身材就会走形。防患于未然的唯一办法是坚持运动。建议进行长时间、低强度的有氧运动,如游泳、慢跑、单车、步行等。对这一阶段的女性来说,太高强度的运动会引起不必要受伤,所以应选择一些低强度运动,例如每星期进行 5~6 次有氧运动,每次维持 30~45 分钟。

卵巢保养期——女人作息

规律的作息,合理宣泄、保持乐观的情绪,以积极的态度对待工作和生活等都是对卵巢最好的呵护。其次,合理性生活。性生活要适度,性生活前后注意清洗,防止生殖器官炎症。然后,尽量在适当的年龄生育也是对卵巢最佳的保养。

卵巢保养期——女人保健

● 复合型卵巢营养素——及时补充卵巢营养,恢复卵巢活力,平衡内分泌,防止早衰。

● 果蔬类膳食纤维——瘦身排毒,清理肠道垃圾,排除体内毒素,加快脂肪分解代谢。

● 维生素 C——抗氧化,美白、淡化色斑,可以和植物雌激素发挥协同作用,并能促进铁剂吸收。

● 铁质叶酸片——改善月经失血或产后失血导致的贫血,促进机体组织正常生长。

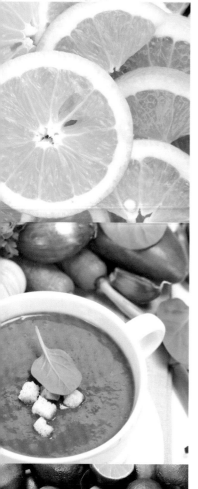

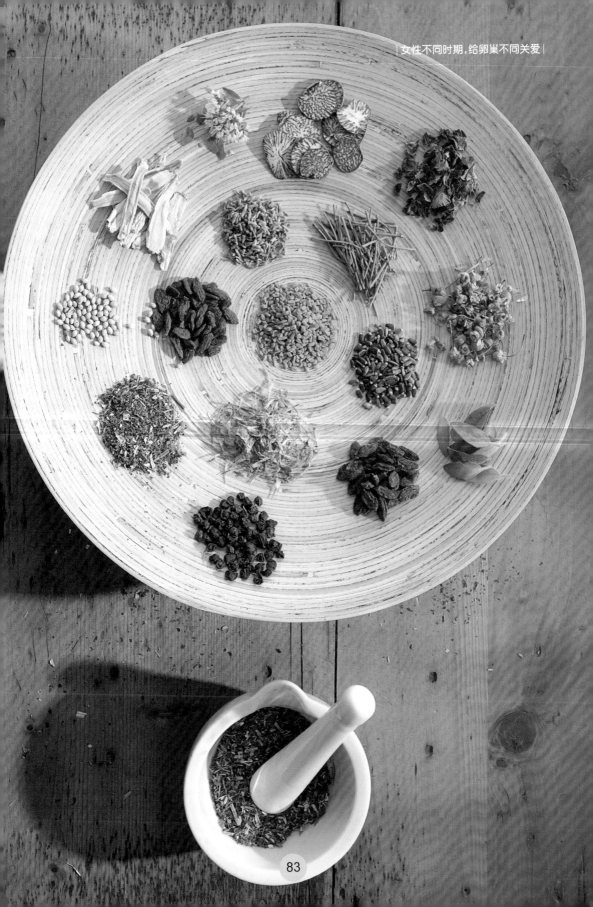

40~55 岁——卵巢调养期：
重拾年轻，享受蜕变奇迹

女性一生中，卵巢最多能排出 400~500 个完整的卵子，女性 40 岁以后，卵巢功能开始逐渐减退，卵巢皮质变薄、变硬，卵巢实质随着周期性排卵，表面变得凹凸不平，而容易聚集毒素，进一步侵害卵巢，造成一系列恶性循环。维持女性特征的各种器官也随之衰老，内分泌开始失调，女人味也随之减退，甚至影响生育。如果此时不注意调养，很容易让女性提前进入更年期，甚至提前绝经，并可能伴随一系列妇科肿瘤发生。

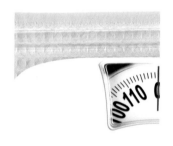

在这个阶段，最令人讨厌的事莫过于身体发胖了。体重的增加会让你原来最喜欢的那条裤子变得越来越紧。你感觉自己快要崩溃了，并开始去注意别的女人看起来多么漂亮。你的饮食跟原来差不多，甚至现在吃得更少，而且你不吃甜食，你还正在进行一些运动，但是总感觉又累又乏，因为晚上你根本睡不好——那些该死的潮热总不断地把你从睡梦中唤醒。你感到自己变得又丑又肥，而且现在的你已经毫无性欲。对于此时期女性来讲，再不调养卵巢感觉人都没法过下去了。

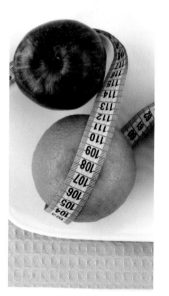

卵巢调养期——女人饮食

此时期最好的饮食疗法是适当补充豆制品及其类似物的摄入，其可以保护卵巢、促进卵巢功能与活力，保持女性生殖系统活力的源泉，使女性生殖系统内环境恢复到该有的状态，保持生殖系统的弹性及滋润，从而维持女性生命活力，还女人健康与美丽，还女人无限魅力。

便秘腹胀、气躁上火

名医食疗方——沙葛槐花蜜方

组方思路之源	随着生活节奏加快，人们的生活习惯发生了很大的改变，日常饮食越来越精细，且进食过量煎、炸、烤的食品，生活、工作压力加大，越来越多的人出现情绪不稳、便秘、肥胖、面部色斑等一系列亚健康问题。基于此，在益精血扶正的基础上，兼以疏肝、润肠通便，从而达到减肥瘦身、祛斑美颜的目的，这成为很多女性的共同诉求
主要原料	白地瓜、黑芝麻、玫瑰花、芦荟、槐花蜜
中医配方原理	本方中以黑芝麻、白地瓜为主，以扶正。其中黑芝麻味甘，性平，归肝、肾、大肠经，补肝肾、益精血、润肠通便；白地瓜味甘，性凉，归胃经，清热除烦、生津止渴；辅以少量芦荟，其味苦，性寒，归阳明、厥阴经，专清肝泻火除烦，泻下通便；槐花蜜兼具槐花及蜂蜜功效，槐花味苦，性微寒，归肝、大肠经，具凉血止血、清肝泻火、解郁安神之功效，槐花蜜宁心安神解郁作用更强，兼润肠通便、调和诸药食。本方攻补兼施，相互为用，共奏补肝肾、益精血，清肝泻火，宁神除烦解郁，润肠通便，泻火通便之功效

卵巢调养期——女人运动

女性更年期时，由于卵巢功能衰退，身体会发生很多变化，产生一些症状，如头晕、眼花、耳鸣、惊慌、胸部有压迫感、血压上下波动、阵发性头痛、心律不齐、记忆力减退、注意力不集中、情绪紧张烦躁等。参加适宜的体育锻炼可以改善神经系统和内分泌系统的调节功能，使症状逐步减轻或消失。更年期女性可以针对自己各方面身体情况，制定锻炼处方，如散步、跑步、跳交谊舞、打太极拳等。建议每天至少锻炼1

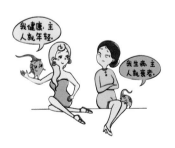

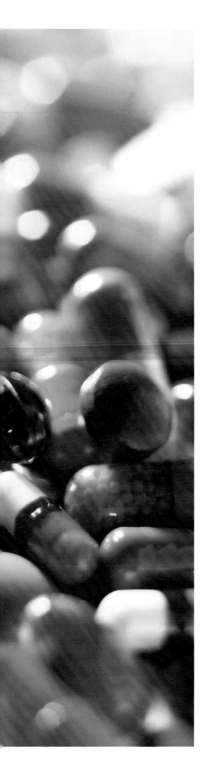

次，每次坚持 1~2 小时，活动不宜剧烈，以身体能够承受为宜。

卵巢调养期——女人作息

对于更年期女性，要养成规律的生活习惯，改掉一切伤身的坏习惯，不再熬夜、少喝酒、戒烟、白天多喝水。增加户外运动的次数，多和家人、朋友相聚，多花点时间做自己喜欢的事情，养一只可爱的宠物，在紧张的工作之外，增加休闲的部分，多花点时间打扮修饰自己，增强自信心。降低自我要求，完成阶段性的工作后，给自己一点小奖励。抽空和爱人去踏青旅游，培养情趣，提高性爱质量。这些都是提升体内雌激素水平，缓解更年期症状的有效途径。

卵巢调养期——女人保健

● 复合型卵巢营养素——通过卵巢保养激发自身的雌激素，可使机体的抗衰老能力增强，从而维持正常的生理所需，维持女性健康，延缓衰老。

● B 族维生素——是维持人体正常机能与代谢不可或缺的水溶性维生素，人体无法自行制造合成，必须额外补充。更年期女性由于经常处于精神紧张、焦虑的状态，使人体内的 B 族维生素快速被消耗，再加上肠胃功能紊乱使 B 族维生素吸收减少，易导致 B 族维生素缺乏。通过补充 B 族维生素可以帮助维持心脏、自主神经系统正常功能，维持消化系统及皮肤的健康。

● 胶原蛋白——补充骨胶质，缓解骨质疏松的同时，维持皮肤正常网状结构，防止皮肤松弛下垂，延缓衰老。

● 钙质——及时补充流失的钙质，预防更年期骨质疏松。

● 葡萄籽精华维生素E胶囊——抗氧化，清除自由基，延缓衰老。

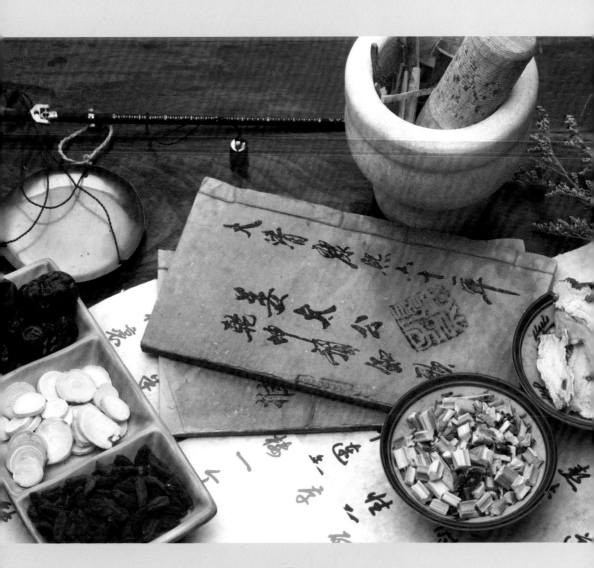

55 岁以后——卵巢补养期： 延缓更年期，给健康加分

55 岁以后，女性卵巢进一步萎缩、老化、变硬、表面光滑；其内分泌功能进一步消退，其内分泌水平几乎只有 20 岁时的 1/4，体内约有 40% 的器官因为失去卵巢内分泌功能的支持，其组织功能丧失，器官加剧老化。绝经之前，卵巢每个月会有一个卵细胞排出，随着这个卵细胞生长、发育和排出，同时会产生相应的雌激素，作用于女性全身相应的器官和系统。首先会作用于大脑，会对维持大脑记忆的海马起到滋养作用。绝经之后，由于雌激素分泌减少，海马也逐渐地萎缩变小。正因为海马逐渐萎缩，所以绝经期女性出现记忆力减退而健忘。

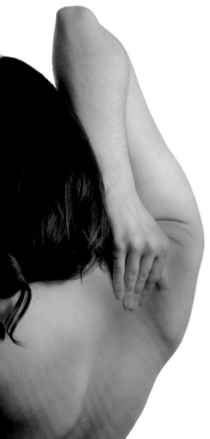

另外，海马对下丘脑，特别是对体温调节中枢有调节作用。更年期时，雌激素降低，也会导致体温调节中枢的异常，因此女性会出现阵发性血管收缩、潮热、汗出、烦躁等一系列更年期症状。随后会逐渐出现明显的衰老征象：面部皱纹增加；全身新陈代谢减慢，胶原蛋白减少，角质层变厚，容易出现向心性（小腹、腰臀部）发胖，腰身变粗，臀部变宽，肥大；开始出现白发，血液中低密度脂蛋白增加，血压升高，不明原因的胸闷、心悸；阴道分泌物减少，阴道炎多发，性欲减退；烦躁易怒、失眠多梦、记忆力减退、腰酸背痛、骨质疏松；绝经等一系列症状。

更年期之后，女性将不可避免地步入老年期，这一阶段，女性需要加强注意的事情更多。因为在老年期，卵巢功能已衰竭，主要表现为雌激素水平更为低落，不足以维持女性第

二特征，生殖器官进一步萎缩老化。因为卵巢的衰退、萎缩、变小、变硬，会引起内分泌功能进一步减退的一系列变化，随之而来的是女性的外表变化：皮肤松弛、皱纹增多、身材不再挺拔等。进一步发展，内外生殖器的皮下脂肪减少，阴道黏膜变得苍白光滑，阴道逐渐萎缩；子宫及宫颈萎缩，这些都是生理上的正常现象。国际上，一般以年龄 60 岁以后为老年期。由于衰老，性激素减少，易致代谢紊乱。

然而，由于体内雌激素的分泌减少，会加速骨质流失，内脏功能也会逐渐减退，代谢减缓。另外，长期缺乏运动、压力过大及营养不均衡等，都可能加重这一阶段的症状。此时期改善卵巢内分泌功能，促使内分泌水平回归正常，因此，有效消除更年期症状，预防骨质流失及心脑血管等疾病成为此阶段保养的重点。

卵巢补养期——女人饮食

55 岁以上的女性已经步入老年期，卵巢功能衰竭，雌激素水平更为低落，不足以维持第二性征，生殖器官进一步萎缩老化，需要补充卵巢激素，减缓女性衰老的步伐。另外，随着消化系统和身体其他系统功能逐渐减弱，需要补充优质蛋白、必需脂肪酸、维生素和矿物质等满足人体器官组织和新陈代谢的需要，同时促进钙质吸收，有效预防骨质疏松。

卵巢补养期——女人运动

合理运动以减缓体内钙质流失，减轻骨质疏松带来的危害。做一些强度较小的运动，如太极拳、慢走、瑜伽等对预防

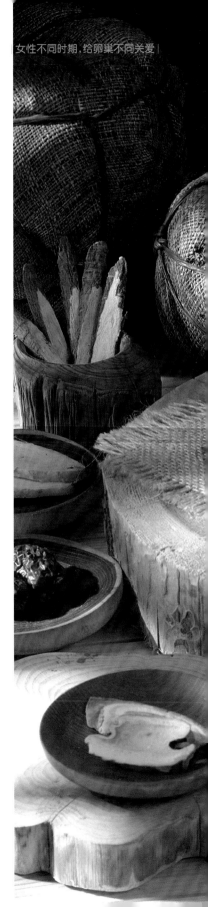

乳房胀痛、乳腺增生

名医食疗方——山药桂梗方

组方思路之源	《内经》云"女子乳头属肝,乳房属胃",指出了乳房的经络归属;一般认为,乳房的生理病理受肾、肝、脾胃功能正常与否,以及肾、肝、胃经、冲任二脉通畅与否的影响。肝肾不足为病之本,冲任阴阳失调为病之机,气滞、水停、痰凝、血瘀为病之标。肝失疏泄,气机郁滞,或脾胃运化失司,湿热痰浊蕴结,则乳络闭阻,气滞、水停、痰凝、血瘀而致一系列乳腺疾病(乳腺炎、乳腺增生、乳腺肿瘤)。在治疗中着眼于调补冲任阴阳,经后期以调补阴阳为主;经前期疏肝行气为主以调冲任,使集聚之气血能调畅顺行,不致气、水、痰、瘀壅滞结块。本治法旨在顺应女性生理性阴阳变化之自然规律,调整冲任阴阳失调的病理改变。因此,乳房保健要从调补冲任阴阳、疏肝健脾和胃入手,辅以行气利水、化瘀散结达到标本兼治的目的
主要原料	菟丝子、山药、陈皮、当归、香附、肉桂、桔梗
中医配方原理	方中以菟丝子为君药,补肝益肾、补阳益阴从而调补冲任阴阳;臣为山药、当归、香附、陈皮,疏肝健脾理气、补血和血,君臣相伍,使其补而不滞,共奏益肾调肝、健脾和胃、补血和血、调补冲任气血阴阳之效;佐以肉桂补火助阳,引火归元,散寒止痛,活血通经,使冲任气血阴阳调和而畅通全身;使以桔梗开宣肺气以利肝木疏泄、调达,又用为舟楫载药上行直达病所。全方配伍本于"阴阳互生互用",调补冲任气血阴阳,使气血阴阳和畅通行全身则病自愈

及控制相关疾病大有裨益,还能增强身体本身抵抗力,从而健康快乐地安度晚年。

运动注意事项:

要选择适宜的锻炼项目:老年人在运动锻炼前最好做一次较为全面的身体检查,然后根据身体情况选择合适的锻炼项目。如果身体一向较好,也可以自己检查一下,如连续下蹲10~20次,或原地跑步15秒,看是否有心悸、气促、胸闷不适等症状,如果没有即可开始锻炼。一般来说，以选择各个关节、各部分肌肉都能得到较好锻炼的运动项目为宜，如慢跑、快步走、游泳、太极拳等，而不应该选择运动强度过大、速度过快、竞争激烈的运动项目。也可以利用运动器材进行锻炼。

卵巢补养期——女人作息

女性要调整好心态才能更好地度过更年期，通过养成科学合理的生活习惯以顺利度过更年期。

卵巢补养期——女人保健

女性进入老年期后，体内器官功能降低，身体免疫力减退，代谢不足，心血管病及老年痴呆等多发。因此，在老年期，我们在保养卵巢时可以通过服用一些含植物雌激素的保健品来补充体内雌激素。虽然这个时期卵细胞已失去再生能力，但是通过体外补充适量雌激素可以预防和降低相关疾病的发生率。适当地补充雌激素不仅可以减慢老年女性衰老的步伐，还能够调节相关的身体不适。

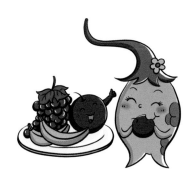

小词典

坚持"三个三"

"三个半分钟"——起床醒来时，睁开眼睛，继续平卧半分钟，再在床上坐半分钟，然后双腿下垂床沿半分钟，最后才下地活动

"三个半小时"——早上走半个小时，中午睡半个小时，晚上散步半个小时

"三杯水"——早上起床饮一杯温开水，中午一杯枸杞菊花茶，晚上睡前半小时一杯热牛奶

大豆异黄酮维生素E复合胶囊——补充卵巢激素，抗氧化，延缓衰老，减少骨钙流失，促进钙质吸收，预防骨质疏松

钙剂——增加骨密度，预防骨质疏松

碧萝芷——抗氧化，清除自由基，强化血管；促进血液循环；抑制炎症，加速伤口愈合；防止细胞病变，预防癌症

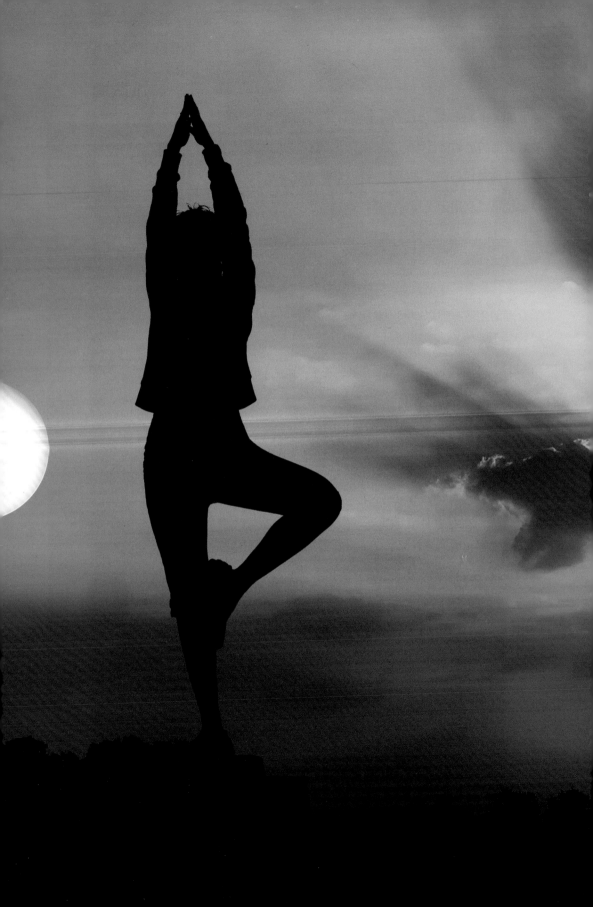

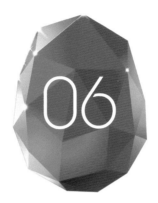

年轻十岁：保养卵巢自救三步曲

很多女性朋友看到这里会感慨，会着急，感慨年轻时没有好好呵护自己的卵巢，以至于年龄未到就已经花容失色着急的是，色斑、皱纹、身材走形等种种衰老迹象已经显现、缠身，这时的你，就算再均衡的饮食，再科学的运动、再充足的睡眠也无法扭转衰老的趋势，未老先衰的女性要如何保养，才能紧急叫停衰老的脚步？

此时的你急需保健的外力来纠正长期不良习惯造成的恶果。我们说女性保养卵巢要遵从"黄金四法则"：饮食、运动、睡眠和保健。良好的饮食睡眠习惯，能延缓卵巢的衰老，让你看起来比同龄人更加年轻；而未老先衰的女性，由于坏的生活习惯造成的不良影响已经形成，普通的饮食、运动和休息保养卵巢方案已经无法解决身体各种衰老和不适状况，在这种未病的亚健康状态下，借助保健的外力，使用一些药食同源的食品来矫正、调理身体状态是必要的选择。

俗话说上医治未病，此时通过保健的力量来保养卵巢，不仅可以紧急扭转衰老趋势，让你多年轻上十年，还可以改变身体的亚健康状态、避免各种老年性疾病的发生，为老年的健康体魄打下坚实的基础。

补充专属营养，把卵巢叫醒

卵巢作为女性分泌雌激素的一个核心脏器，掌管着女性 90% 的内分泌，掌控女性全身 400 多个受雌激素滋养的组织和器官，在卵巢功能的旺盛时期，这个女性的肌肤是水嫩的、骨骼是结实的、性情是温和的、精力是饱满的，整个人是年轻的。但是，卵巢会随年龄增长渐渐萎缩，青春期是卵巢分泌的鼎盛时期，25 岁后分泌量开始下降，女人渐渐呈现老态，40 岁以后开始急剧下降，身体"供不应求"就出现了更年期症状，如不及时补救就会让卵巢完全萎缩，出现绝经，进入不可逆转的衰老境地。

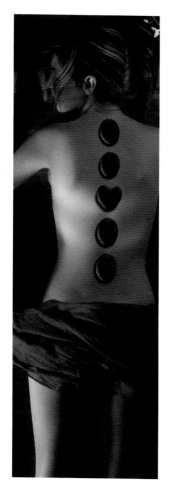

当女性朋友出现身材走样、皮肤贫瘠、面部色斑、身体虚弱、失眠心累、月经紊乱、性能力衰退，等等多种衰老表现时，你应该意识到这是卵巢功能衰退导致的雌激素分泌下降所造成的，这同时也是卵巢失养向你发出的求救信号，你要做的就是赶紧保养卵巢，补充卵巢专属营养。

卵巢最需要的营养是什么呢？其实，卵巢自身分泌的雌激素就是其核心的专属营养。这是因为一方面卵巢分泌雌激素，同时卵巢又因雌激素的滋养而保持活力，随着年龄的增长，雌激素分泌量大幅减少，卵巢也陷入因缺乏滋养而加速衰老的恶性循环。这也是为什么在中医范畴中滋阴固本的药食如覆盆子、黄芪、葛根、麦冬、大豆等大多都具有类雌激素作用的原因。

在保养卵巢这件事上，西医则倡导采取适当补充雌激素的方法缓解女性卵巢功能减退，鉴于化学合成的雌激素可诱导及加重妇科肿瘤的发生，它（雌激素替代疗法）的使用在医学界已被明确限制，目前，在大豆中提取的大豆异黄酮是目前国际上唯一安全有效的植物雌激素，补充大豆异黄酮是继雌激素替代疗法后最好的补充雌激素的方法，其安全性与蔬果无异。

大豆异黄酮

大豆异黄酮因其结构与雌激素相似，被人们称为植物性雌激素，其实它们本身并不是激素。

国内外研究发现，大豆异黄酮与雌激素相似的结构特点使异黄酮能够与雌激素受体（ER）结合，从而表现出雌激素活性，促使卵巢的二次发育。女性从 30 岁以后，卵巢分泌雌激素就开始减少，雌激素分泌不足会引起诸多症状，大豆异黄酮服用后可有效缓解和改善女性因雌激素分泌不足导致的皮肤枯燥、乳房萎缩、卵巢衰老、阴道分泌物减少等症状。并且，大豆异黄酮可以起到双向调节内分泌水平的作用。在女性绝经时期，雌激素水平降低，异黄酮能起到替代作用，避免潮热等停经期症状发生，而在雌激素生理活性强的情况下，异黄酮能起抗雌激素作用，降低受雌激素激活的癌症如乳腺癌的风险。异黄酮的抗癌特性十分突出，能阻碍癌细胞

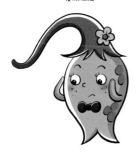

皮肤粗糙

食用大豆异黄酮前

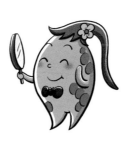

皮肤好光滑

食用大豆异黄酮后

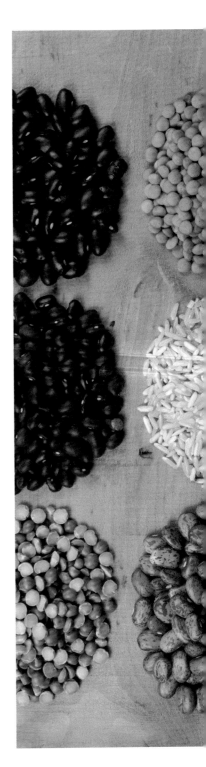

大豆异黄酮对人体健康具有以下显著作用	
改善皮肤质量	可使女性皮肤光润、细腻、柔滑、富有弹性
抗衰老	补充大豆异黄酮可防止女性卵巢功能过早衰退,改善面部潮红、阴道干涩及萎缩性阴道炎等
丰乳健胸	乳房丰满挺拔需要补充体内雌激素水平,大豆异黄酮可增加雌激素,达到恢复乳房弹性的效果
改善经期不适	雌激素分泌不均导致经期不适,大豆异黄酮的调节作用,可使雌激素分泌恢复平衡,改善经期不适等状况
提高性生活质量	大豆异黄酮的类雌激素作用,可滋润女性的生殖器官,使阴道肌肉弹性恢复并增强,从而提高性生活质量

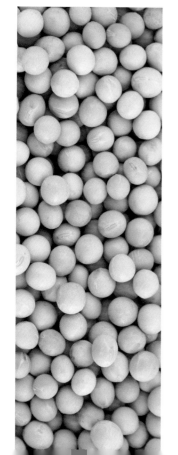

的生长和扩散,而且只对癌细胞有作用,对正常细胞并无影响。

异黄酮还是一种强力、有效的抗氧化剂,能够降低自由基对低密度脂蛋白的氧化,降低低密度脂蛋白胆固醇在动脉中沉积而演变为动脉硬化的情况,能阻止氧自由基的生成,而氧自由基是一种强致癌因素。

黄豆中提取的大豆异黄酮是人类获得异黄酮的唯一有效来源,在每100克大豆样品中,含异黄酮128毫克,传统方法生产的分离蛋白含异黄酮102毫克,而豆乳中含9.65毫克,因为豆乳含水93.27%,相当于干物质中每100克也含异黄酮100毫克以上。豆腐中含异黄酮27.74毫克,其干物质含异黄酮200毫克以上。

另外大豆异黄酮极易被人体吸收,当人体摄取足量的大豆异黄酮后,多余的部分可以被迅速排出体外,不会在体内蓄积,因此不会对人体造成危害,没有外源雌激素的不良反应。因此,30岁以前的女性补充卵巢营养最好的饮食疗法是适当补充豆制品及其类似物,而步入衰老年龄阶段的女性,选择补充足量的大豆异黄酮则会有更加显著的效果——可以保护卵巢、促进卵巢功能与活力,保持女性生殖系统活力的源泉,使女性生殖系统内环境恢复到该有的状态,保持生殖系统的弹性及滋润,从而维持女性生命活力,还女人健康与美丽,还女人无限魅力。

善待自己,总比别人更美丽!

卵巢保养程序

- 不要忘记,每天服用大豆异黄酮,这是关爱自己的第一步
- 7天内细心体会性生活的感觉,你和他满意吗
- 洗浴时按摩胸部,10天内会感到明显的弹性和丰盈
- 照一下镜子,皮肤变得有光泽
- 1个月以后,心情愉悦,再次焕发青春的无限魅力

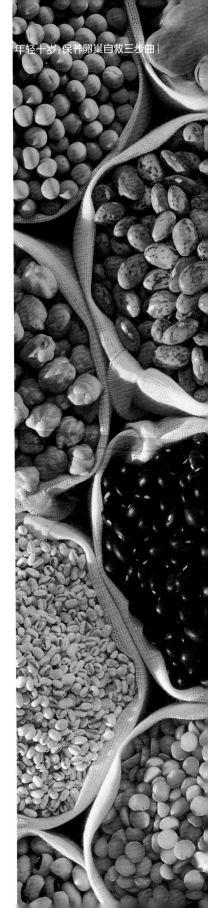

药食同源，全面狙击"巢衰"并发症

既然女性的各种衰老症状是女性内分泌水平的大幅下降，尤其是雌激素分泌大幅降低造成的，那是不是补充植物雌激素，吃大豆异黄酮就能解决女性的各种衰老问题了呢？答案是否定的。

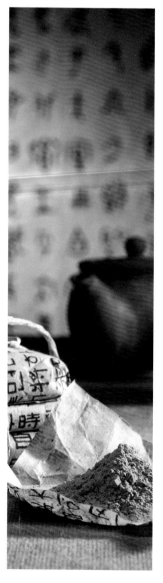

通过补充大豆异黄酮，我们解决了卵巢失养、活力不足的问题，但曾经因卵巢功能衰退所造成的皮肤变差、身材走形、失眠心累、体质变差等各种"并发症"已经发生，如果将抵抗女性的这些衰老症状比作一场战斗，那补充大豆异黄酮只能算是备足了充足的粮草，组建了优秀的"司令部"，想要真正击退腰酸背痛、失眠心累、色斑皱纹等各种"巢衰"并发症，你还要派出一支携带了足够枪支弹药的一线"尖刀兵"。正在急速老去的你，急需要哪些健康卫士的保护呢？赶快来对号入座的看一看吧。

生物碳酸钙

适用于　　腰酸背痛、易抽筋、身形逐年变矮小

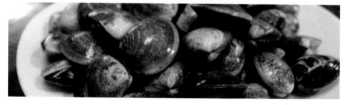

进入40岁后，很多女性都会经常感到腰酸背痛，有时还会出现四肢、关节、肌肉等部位疼痛，手麻、脚跟痛等方面的问题也随之而来。这是因为卵巢在衰退的时候，首先是雌激

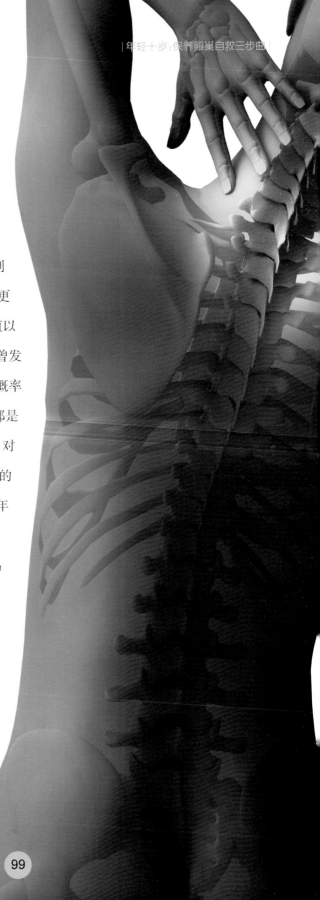

素的下降,雌激素下降导致的就是骨钙的流失、血钙的流失。而当以上症状已经出现时,就表明这部分女性不只是卵巢分泌激素的功能在衰退,骨骼肌肉系统也在逐渐开始老化了。

女性的骨密度值在30岁的时候达到高峰,随后即开始下降,尤其是中年临近更年期的女性,钙流失非常严重,骨密度值以平均每年2%~3%的速度下降,卫生组织曾发布报告称,45岁以上的女性突发性骨折概率明显高于45岁以下年龄段的女性,这都是源于钙的急速流失导致的骨韧度降低。对于30岁以上女性而言,如果不保证充足的钙摄入量,就极易出现腰腿酸痛,身形逐年变矮小或骨折等状况。

生物碳酸钙是最好的钙营养补给品之一,有别于传统的石灰石煅烧的钙原,生物碳酸钙是由牡蛎壳等生物原料中精制提取出的优质钙源,非常适合人体的消化吸收,生物碳酸钙能达到80%的吸收率,与普通的碳酸钙原相比,如矿物质的碳酸钙,人体只能吸收30%。并且生物碳酸钙的含钙量高,其含钙量是乳酸钙的

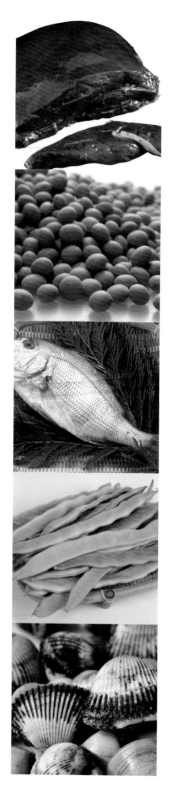

3倍,葡萄糖酸钙的4倍;营养好、吸收率、利用率三项指标均优于牛奶中的钙。

　　正确的补钙方法是在补充生物碳酸钙的同时补充大豆异黄酮,大豆异黄酮具有使钙、磷在骨质中沉积,促进骨基质合成的作用,它可以促进人体对钙的吸收,有了大豆异黄酮和生物碳酸钙的双效补充,女性的骨质很容易就补起来了,可以很好地预防骨质疏松,减少骨折的发生,腰不酸腿不痛,极大地提高生活质量,到老了也依然腰杆笔挺。

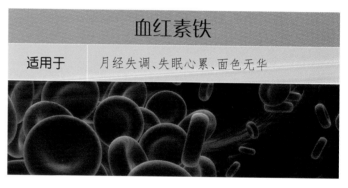

血红素铁

适用于	月经失调、失眠心累、面色无华

　　人体每天新陈代谢需要2毫克的铁,体内缺铁就会引起贫血,贫血又会造成体内供氧不足,从而使人感到疲劳。而女性由于特殊的生理原因——每个月的生理周期都会流失大量的血,因此女性比男性更加容易贫血。据统计,每4~5个中国女性就有1个贫血,因此,大多数女性都经常面临手脚冰凉、宫寒体虚的状况,想解决贫血的问题,补血则是女性的终生必修课。

　　在日常生活中,炒菜用铁锅,多食菠菜等补铁方法早已被大众熟知;还可以吃一些动物来源的,如动物血、肝脏、鸡胗、牛羊肉、蛤蜊、鱼类等,其中含有丰富的铁源;也可以食用

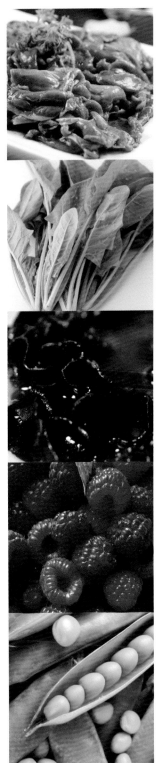

一些植物来源的，如菠菜、扁豆、豌豆、黑木耳、大豆等，它们也是补铁良好的来源。当出现月经周期变长、月经量过少，失眠心累等气血严重不足的症状时，光依靠食物来补铁补血是远远不够的，这时你急需要补充血红素铁来进行调理。

血红素铁是目前已知的最适合人类补血的营养物质，它是与血红蛋白及肌红蛋白中的卟啉结合的铁。血红素铁能够有效改善以缺铁性贫血为主的贫血问题，并有效改善头晕乏力、失眠、食欲不振、面色无华等很多女性常见问题，是气血调理的最佳选择，能很好地滋养女性健康。

对女性来讲，血补上了，体质一下就恢复了，而且气血活跃了，卵巢的营养输送管道被打通，卵巢的活性也被充分激发，360度调节和促进机体正常代谢和分泌，无论是容颜、皮肤、睡眠、气血、身材、夫妻生活，都会达到女性所期待的最佳状态，使女性持久焕发魅力。

覆盆子

适用于　生殖系统萎缩、产后漏尿、盆底肌肉松弛

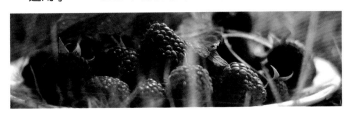

覆盆子又叫悬钩子、树梅、野莓，是一种典型的药食同源植物果实。它本身是一种生长在湿冷气候中的野生水果，味道酸甜，含有多种易被吸收和人体不可缺少的营养元素，如维生素 B_2、钙、锌、铁、镁等，还含维生素 E、SOD、氨基丁等

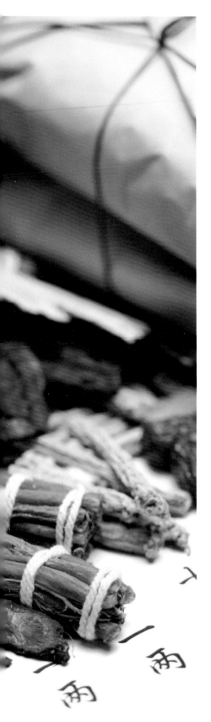

抗衰老物质，特别是抗癌物质鞣花酸含量超高，营养丰富而齐全。同时覆盆子又是一味药材，中医有一句话叫："益气轻身令发不白，精竭阴痿食之有子"，意思就是它能治疗男性阳痿，帮助女性怀孕，能让头发一直不白，可以说有返老还童的功效，所以覆盆子自古以来一直是滋阴补肾的一味圣药，也是从中华医学宝库里提取出来的精髓。

中医认为覆盆子具有益肾、固精、缩尿的功效，临床上主要用于治疗宫冷不孕，带下清稀（妇科病），尿频遗溺等。中年女性由于卵巢功能衰退，内分泌水平下降，逐渐出现生殖系统萎缩，盆底肌松弛的问题，尤其是产后女性，如果恢复不好，在步入更年期时很容易就出现漏尿的困扰，打个喷嚏或者提个重物都难免尴尬，并且妇科病也容易由此上行滋生，而覆盆子则可以说是调养这些症状的"灵丹妙药"。

女性朋友将大豆异黄酮和覆盆子搭配食用，不仅能滋阴固本，强健子宫壁、盆底肌，还能特别有效地解决因卵巢失养导致的内分泌不调、阴道干涩、性交痛、妇科病频发等问题。

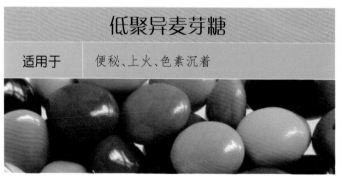

低聚异麦芽糖	
适用于	便秘、上火、色素沉着

随着女性年龄的增加，卵巢功能的衰退，体内这个"保洁员"也开始消极怠工了，首先是激素分泌失衡，进而导致代谢

产物排出不畅，所以中年女性容易便秘，积存在肠内的粪便产生肠毒素，被肠壁吸收后又容易引起肌肤的色斑、痤疮、暗淡无光、毛孔粗大等困扰。女性朋友，当你反复被便秘折磨，脸上色斑增加，或者持续的被朋友评价精神不振、脸色蜡黄，那就不是好好睡一觉就能解决问题的了，你急需排毒来帮助卵巢正常工作。

一般来说，生理机能正常的话，大多数毒素可通过肠道、肾脏排出体外；肝脏也有一定的解毒功能，不需要特意加以排毒。但当身体处在疲劳、饮食不当、睡眠不足、生病或用药不当等状态时，容易导致毒素排出受阻。

肠道是我们一个大的免疫器官、排毒器官，人体的肠道内有多种细菌，细菌之间也存在平衡。在肠道菌群失调的时候出现便秘、腹泻，长期腹泻、便秘的人皮肤老化得很快，衰老得也很快，全身机能也会出现一些症状，甚至有的抵抗力减弱，所以要补充有益菌——双歧因子。低聚异麦芽糖就是双歧因子，它能作用于我们肠道，恢复我们肠道的菌群平衡。

双歧因子对人体内的有益菌——双歧杆菌具有强大的增殖作用，它可以净化肠道，促进肠蠕动，防止和解除便秘及腹泻，抑制体内有害菌的繁殖和有毒腐败物质的产生，使人排便轻松、精神气爽。女性，尤其是更年期的女性肠道老化的速度非常快，呈现出"一薄三多"的特征：肠道壁变薄、毒素多、有害菌多、废弃物多。低聚异麦芽糖能优化体内微生态环境，促进包括卵巢毒素在内的各种脏器毒素排出，解决以上问题。

小词典

双歧杆菌

双歧杆菌是人体肠道中最重要的有益菌群之一，在肠道黏膜上生长。据医学研究报道，充满青春活力和健康的人群中，其体内双歧杆菌数量特别丰富。双歧杆菌已经成为人体健康的重要特征，因此，有人类"健康卫士"的称号

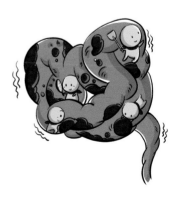

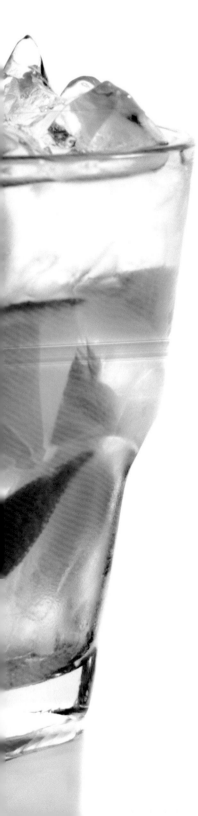

同时,双歧因子还能促进体内合成维生素B_1、B_2、B_6、B_{12}等,从而提高人体新陈代谢水平,提高免疫力和抗病力,增强卵巢功能,减少卵巢疾病的发生。另外,双歧因子在补铁的时候是一个推助剂,它在和铁结合的时候,能够增加补铁的功效。

双歧杆菌刺激肠道的免疫系统产生免疫球蛋白、干扰素等,增强人体免疫功能,提高抗感染、抗肿瘤、延缓衰老的能力。同时,它还可以产生乳酸、醋酸等酸性物质,刺激肠壁促使肠道蠕动,保持正常排便功能。那么,对于我们来说,常吃一些含有益生菌的食物是很有必要的。但是,含有益生菌的食物很少,我们可以通过食用可以促进双歧杆菌增殖的食物或者保健品,维持肠道的正常菌群生长,比如低聚异麦芽糖。

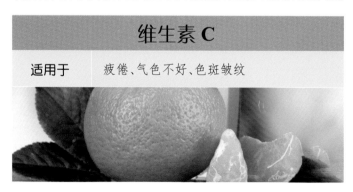

维生素C

适用于	疲倦、气色不好、色斑皱纹

人从中年开始,血管壁,尤其是动脉壁中的自由基就会增多,而平滑肌和水分相对减少,因而发生硬化、弹性减弱,继而使外周阻力增大,心脏负荷增加,人就容易疲倦、心累。大家对维生素C都是比较熟悉的,它是一种水溶性维生素,有强抗氧化性,具有清除自由基,延缓衰老的作用。人体因为缺乏古洛糖内酯氧化酶,自身不能合成维生素C,必需靠

食物或者其他方式从外界补充。

如果缺乏维生素C，人体容易出现倦怠、全身乏力、精神抑郁、多疑、虚弱、厌食、营养不良、面色苍白、轻度贫血、牙龈肿胀、出血，并可因牙龈及齿槽坏死而致牙齿松动、脱落，骨关节肌肉疼痛，皮肤瘀点、瘀斑等症状。

现代女性由于工作繁忙，饮食不规律，水果蔬菜摄入量严重不足，所以非常有必要将维生素C作为日常营养素的补充剂。它具备高度的还原性，在氧化还原代谢反应中起调节作用，所以能抗击卵巢氧化，显著延缓衰老，使皮肤黑色素沉着减少，从而显著减少黑斑和雀斑，皮肤白皙。同时，维生素C

可以保护其他的抗氧化剂，如维生素E、不饱和脂肪酸等，防止自由基对人体的伤害。

维生素C还能促进肠道对铁（另一成分血红素铁）的吸收，提高肝脏对铁的利用率，所以非常有助于补血。另外，它还能促进骨胶原的生物合成，有利于伤口更快愈合，令牙齿、关节更强壮，防止关节痛、腰腿痛；并增强机体对外界环境的抗应激能力和免疫力，预防心血管病，等等。可以说补充维生素C真是好处多多，而且它对身体没有任何的副作用，爱美的女性朋友完全可以放心长期服用。

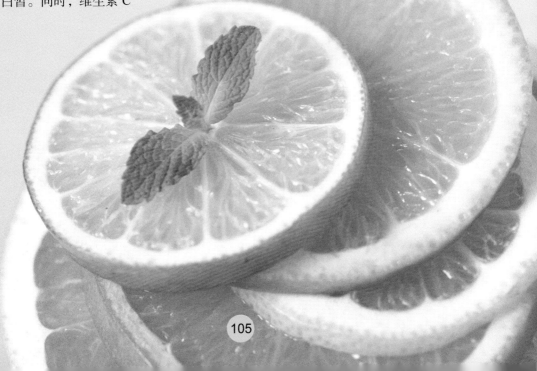

多一份关心+多一份要求=年轻 10 岁的秘密

在外游学多年,我对中国女性同胞有一个印象,那就是在整体上大家放弃自己太早了。中国人意识里有一种东西,比如,见到某人状态不错,最常用的评价是:"哎呦,都这岁数了还这样,真不容易。"在人们的审美意识中,把美丽与美好先天地赋予年轻人,年龄稍长,仿佛就不该美好,也不能美好了似的。在这样的群体意识下,女人年过四十,甚至更早,自己也接受了这样的心理暗示:"老啦,不行了,讲究也没用,讲究了也没人欣赏,自己还好累"。女人的放弃有时特别可怕:无节制、无道理、无理性,那种放弃给了男人 N 多嫌弃的理由。

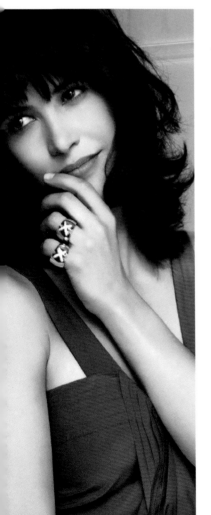

相比之下,法国女人则比较幸运,他们的审美文化认为,45 岁的女人最美丽。对一个注重女性修炼和女性魅力的国家来说,法国人认为,女人只有到了这个年龄段,因为职场、人生经历、经济基础各方面的积累,才会从里而外散发出一种成熟、沁人心脾的魅力。这种由长久历练而产生的修养和魅力饱满,厚实,耐咀嚼,耐欣赏。

法国女人比中国女人幸运,这是因为法国女人比中国女人用心,比中国女人更提早注重了健康管理与保健意识。正是这种用心,缔造了法国社会对女人的审美文化基础。这点,中国女人要向法国女人学习,学习管理自己的身体和健康,学习养生保健的知识,学习对美的追求态度。

随着整体生活水平和受教育程度的提高,在中国,也已经有更多的女性越来越注重自身长久的美丽和魅力。早些年,可能更多的女性是出现了身体各方面的问题才来医院就诊,而现在,我们中西医结合科室有很多来访者,她们是在未

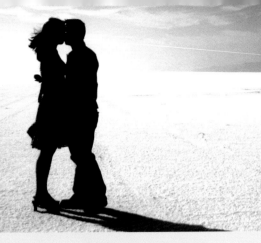

病的状态下，来向我们咨询保养的良方，很多女性朋友询问我们变年轻的秘方是什么，我告诉她们，就是要对自己多一份关心，多一份要求。

多一份关心，就是多关注自己的身体，了解身体在各个年龄段的需求，身体向你发出了什么信号，需要什么，就赶紧补上。可能有的女性朋友会说，这太麻烦了，人的身体构造那么复杂，你列举的所有症状，如果我每一条都占全了，那我该学多少知识才算完，吃多少补品才叫够！

其实，女性的保养完全没有想象的那么复杂，你只要抓好健康源头——卵巢，基本上你身体的衰老进程就掌握了一大半。因为，女性的衰老首先是卵巢功能的衰退，然后导致的内分泌水平下降，最后引发了全身的各种不良并发症反应。

在前面的章节中，我也给大家介绍了很多保养卵巢的方法，但现代女性普遍工作繁忙，家庭事务重，都觉得没时间、没精力专门去保养自己。在这样的情况下，大家可以尝试目前国际上流行的一种以大豆异黄酮为主，复方调理巢衰并发症为辅的新型卵巢营养素，这种卵巢营养素对卵巢健康的调理较为全面，是一个不错的选择。

女性想要美丽永不凋谢，需要对自己多一份关心的同时还要多一份要求。这份要求就是对美丽不放弃的心态和一种自我健康管理意识，好的健康管理就是在给美丽做储蓄，你不能一边保养的同时，去做伤害身体的事情，那你的健康户头将依然为零。随着生活水平的提高和科学保健意识的普及，在我们的身边，越活越年轻的女士比比皆是，年轻10岁并不是多大的梦想，你只要按照书中的方法，好好保养你的青春之源——卵巢，并且在生活饮食上有节制，在作息习惯上有规律，拥有远超常人的年轻，你也可以！

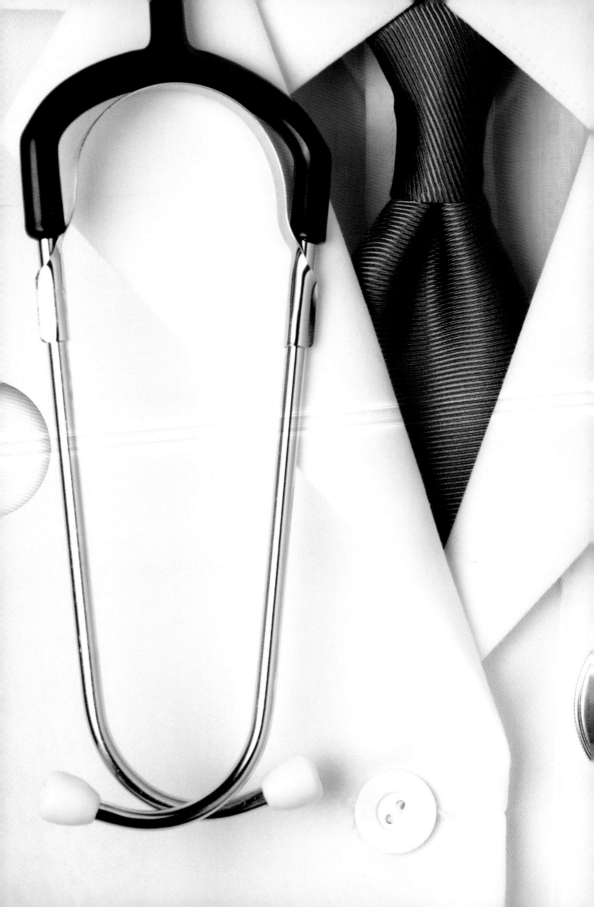

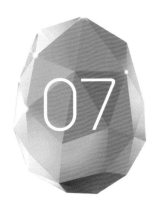

07

专家解答卵巢保养常见问题

更年期症状一定要重视

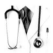 您好！我今年46岁，最近几个月失眠很严重，有时候很难入睡，甚至通宵睡不着，有时候即使睡着也很容易惊醒，醒后再也难以入睡，就这样，白天总是无精打采，很疲劳，而且眼袋、黑眼圈越来越严重，皮肤萎黄、干燥，人很憔悴。也吃过很多药，甚至连安定都吃过，但效果一般，不吃就睡不着。到医院检查，也都还好。老公对我很好，家里条件也还可以，按理说也没什么要我操心的。是什么原因造成我现在的状态？该怎么办？

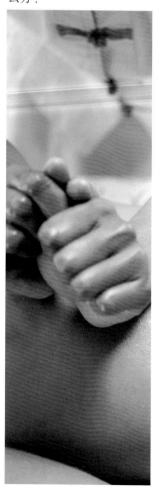

临床上曾经做过一个随机整群抽样调查，调查如下。

根据你的描述，你正处于更年期阶段，更年期最明显的四大症状：失眠健忘、心烦意乱、潮热盗汗、月经不调。更年期是人体从成熟逐渐转向衰退的转折时期，科学的认识并加强自我心理调节非常重要。从医生的角度上讲，42~55岁是中国女性更年期出现的年龄段，这段时间女性卵巢分泌各种雌激素的功能逐渐衰退。有些女性这种功能衰退呈渐进性、缓慢地衰退，这样，她们就没有任何所谓的更年期症状；有些女性这种分泌功能呈现快速降低，结果导致分泌的雌激素量锐减，而这些雌激素水平与睡眠、皮肤的润泽程度、注意力与记忆力、对疾病的抵抗力等都有密切关系。所以，就是这种原因导致您长期失眠或睡眠不足，不仅会在脸上留下难看的眼袋和黑眼圈，还会使皮肤粗糙暗沉、精神萎靡、神情忧郁、注意力不集中、工作效率低，增加患病风险，严重的还会出现幻觉、妄想等严重精神障碍。另外，睡眠质量不好、烦躁等症

调查人群	调查内容	调查结果
51146名分别在全国各省、市不同地区的42~55岁妇女	平均绝经年龄	46.67（岁）
	更年期症状发生率	51.5%
	更年期保健知识普及率	68.5%（注：农村妇女的保健意识明显低于城市妇女，P<0.05）
	更年期去医院就诊率	36.3%
	更年期饮食调节率	47.9%
	更年期运动调节率	48.0%
结论	更年期女性缺乏更年期保健知识和保健意识，存在不健康的生活方式。因此，应加强有关更年期保健的健康教育并提高自我保健意识	

状又可以加重雌激素的消耗，抑制雌激素的生成，从而形成恶性循环。

日常生活中一般可以通过以下方式来改善睡眠，终止这种恶性循环：

（1）根据自身雌激素分泌衰减情况，适当补充雌激素：饮食上可多吃些大豆、葵花子等坚果，多饮蜂蜜、牛奶、B族类维生素等。生活中要培养自身的基础保健意识，注重女性卵巢保养，也可选用新型卵巢营养素。

（2）生活要有规律，注意劳逸结合：身体尚好时应主动从事力所能及的工作和家务，或参加一些有益的文体活动和社会活动，以丰富精神生活，增强身体素质。

（3）做好睡前准备：养成良好的作息习惯，睡前思想放松，不要过饥过饱，不要饮茶、咖啡、可乐和含酒精饮料，不要抽烟。另外，卧室光线要柔和，温度、湿度适中。

压力大、脾气暴躁要小心

我今年33岁,是一家公司的负责人,这几个月公司的事情特别多,感觉压力特别大,回到家后,脾气特别暴躁,动不动爱对老公和孩子发脾气。而且,近来我突然发现皮肤暗淡没有光泽,脸上的皱纹渐渐变多了,朋友们都觉得我苍老了许多,月经除了量偏少一些外,其他还比较正常。到医院检查也没查出什么病,我这到底是怎么了?有没有办法改善?

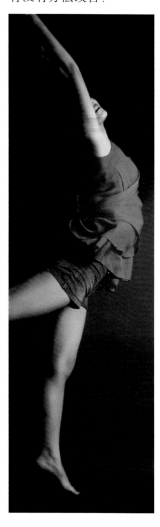

30～40岁的女性,尤其是社会责任较大的女性,由于生儿育女、家庭和工作等负担导致身体"超限损耗",卵巢需要分泌更多的雌激素以平衡体内各种激素的平衡,长期让卵巢处于高负荷的工作状态,势必导致卵巢的疲劳状态,甚至出现"分泌衰竭"现象,表现为"假性更年期"症状,如皮肤衰老、皱纹、色斑、烦躁、抑郁、失眠甚至月经量减少等现象。

女性这个时期的"假性衰老"是可以通过以下调节手段逆转的,但是,如果置之不理,就会出现卵巢功能的真正衰竭,卵巢萎缩等情况,那样的话,月经将会闭经,全身将会加速衰老。因此,这一时期对身体的调理和保健、对女性重要器官卵巢的保养应该特别予以重视。

我们建议:

(1)注意劳逸结合,学会调节和释放压力,如多参加运动,多与家人和朋友交流等。

(2)饮食中增加豆制品、鸡蛋、牛奶、瘦肉等富含蛋白质和B族维生素的食物摄入,增加新鲜蔬菜瓜果的摄入。

（3）选用新型卵□□□□素，平衡女性内分泌水平，避免"假性更年期"向"更年期"转变。

性生活不和谐，可能是卵巢惹的祸

您好！我有个难以启齿的问题：我今年 45 岁了，跟老公结婚有 20 年了，老公事业有成，我跟老公的感情也一直很好。可到了最近一年，我每次性生活总提不起兴趣，而且阴道很干涩，有时有性交痛。之后，老公也失去了往日的热情，性生活的次数越来越少了。听说 30~40 岁性生活频率是 20 天 7 次左右，40~50 岁需要 30 天 6 次水平，50~60 岁能够达到 40 天 5 次水平，这样才算正常。而我们才过不惑之年，一个月难得 2~3 次。我担心长期这样下去会影响到我们夫妻的感情，有很多男人就是为此而出轨的。我很苦恼，但又不好意思去医院，希望能通过你们这个栏目帮我找到解决的办法。

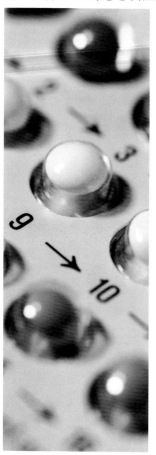

国外专家经统计得出性爱频率计算公式："性爱频率=年龄的首位数 × 9"。根据这一公式推算，一个在二十年龄段(20~29 岁)的人，他(她)的性爱公式为 2 × 9=18，18 可以看成是 10 和 8 的组合，也就是说适合他(她)的性爱频率为 10 天内过 8 次性生活；一个在三十年龄段(30~39 岁)的人，他(她)的性爱公式为 3 × 9=27，即他(她)适合在 20 天内过 7 次性生活，以此类推，您的性爱频率应该是 30 天 6 次。

虽然有人说这是欧美人种的统计标准，但是，对大部分亚洲人种 40~50 岁人群，至少也应该达到每月 4 次以上。

出现上述情况的原因是由于 45 岁女性，卵巢功能开始衰退，其分泌雌激素水平降低，进而导致外阴和阴道黏膜及性腺萎缩，外阴干燥、阴道黏膜变薄、分泌物减少等，因此，阴道的润滑性降低，所以性生活困难或疼痛而影响性欲，使性爱的要求减少，性兴奋的强度下降和时间减慢等，最终引发性冷淡

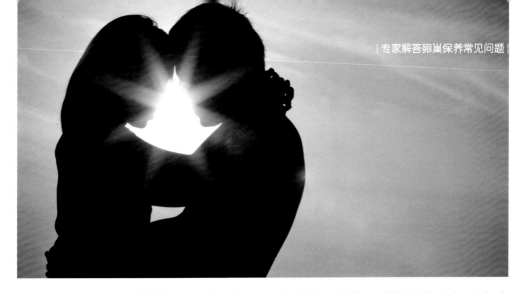

甚至性恐惧。然而和谐的性生活又是更年期女性所必须的，它不但能够刺激卵巢分泌雌激素，延缓衰老，改善神经精神症状，并且可增强女性的自信，让女性容光焕发。

（1）女性的性欲望与自身雌激素水平相关，男性的性欲望直接受体内雄激素水平调控。所以，对于更年期女性，要想提高性欲望，必须重视雌激素源头，保养卵巢，恢复正常内分泌水平，保持阴道湿润和正常分泌功能，促进夫妻关系。必要时，还可以直接补充适量的新型卵巢营养素。

（2）夫妻都要学一些性科学知识，接受性教育，按照夫妻双方的具体情况采取一些必要的措施，以克服更年期性冷淡。并不断探讨性生活的技巧，重视非性交的性行为的应用，提高双方对性的欲念，获得更多、更好的性乐满足。

（3）通过饮食调理，恢复阴道自洁功能，抵御细菌侵入，预防妇科炎症。比如多食用蔬菜、瓜果、木耳等食物，另外，注意会阴局部用淡盐水清洗。

（4）当然，一定要首先排除生殖器官和泌尿系统的各种疾病，例如卵巢巧克力囊肿，它是子宫内膜异位症中最常见的一类，由于囊肿内潴留的陈旧血瘀如巧克力糊状的颜色，故称其为巧克力囊肿。患者常有痛经、性交痛、月经血量改变等症状。性交时会有剧烈的疼痛，甚至会出现月经量增多、经期延长或经前点滴出血。囊肿一旦破裂，可伴有剧烈的刀割样下腹痛，呈急腹症症状。疼痛常从一侧开始，随后扩散至全下腹，其剧烈程度常常超过其他原因引起的妇科急腹症，并往往伴有腹肌紧张、反跳痛等腹膜刺激征。另外，性交痛也有可能是卵巢肿瘤引起的。因此，一定要排除器质性疾病的影响。

经期紊乱女人要注意保养

您好！我今年43岁,最近月经紊乱,月经量时多时少,请问这是什么原因？该怎么办？

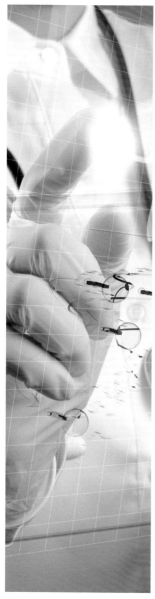

月经紊乱是女性最为常见的妇科麻烦之一,也称为经期不规律、月经失调、月经不调、经期不调,是妇科常见病。表现为月经周期延长或缩短、出血量显著增多或严重不足、月经前或月经期腹痛及全身症状。

月经紊乱的常见原因有:

(1)器质病变或药物等引起,包括生殖器官局部的炎症、肿瘤、营养不良;颅内疾患;其他内分泌功能失调如甲状腺、肾上腺皮质功能异常、糖尿病等;肝脏疾患;血液疾患等。使用治疗精神病的药物;内分泌制剂或采取宫内节育器避孕者均可能发生月经不调。

(2)神经内分泌功能失调引起:长期精神紧张或压抑导致的神经内分泌失调,而神经内分泌失调主要表现在下丘脑-垂体-卵巢轴的功能不稳定或是有缺陷,最终必然导致卵巢功能衰退,雌、孕激素分泌显著异常,从而影响月经的周期、经量等。

总体原因很多,但实质问题其实还是跟自身的内分泌水平息息相关,女性内分泌水平紊乱会造成一系列的妇科麻烦,最为明显的症状之一就是经期紊乱。如果没有器质性病变,那就跟卵巢的内分泌功能衰退有关,这时必须要:

(1)通过科学的生物保养卵巢法保养卵巢,恢复正常卵巢内分泌功能,从而恢复正常的雌激素水平。

(2)缓解精神压力,可参加一些女性运动,如游泳、跑步、瑜伽等。

(3)在此期间请注意保持心情愉悦,不要熬夜,增加富含铁和滋补性的食物,如乌鸡、羊肉、牛肉、紫菜、黑豆等,避免生冷的食物。

(4)月经不调自我按摩方法:仰卧,以右手鱼际揉按腹部的气海穴(体前正中线,脐下 1 寸半)约 1 分钟,再以右手拇指指腹罗纹面依次点按双侧下肢的三阴交穴,每穴点按 1 分钟,最后以一手手掌按摩小腹部约 1 分钟。再改俯卧位,先以两手手掌在腰骶部上下往返反复按摩 2 分钟,再以双手拇指指端依次点按肾俞、命门、八髎等穴各 30 分钟,以有酸胀感为度,最后双手五指同时提拿双侧肾俞穴各 3 次。

骨质疏松,解决钙的吸收是关键

您好!我妈妈今年50岁了,老是觉得腰酸腿疼。到医院检查,发现骨密度偏低,被诊断为骨质疏松。吃了很多钙片,但效果并不好,请问该怎么办?

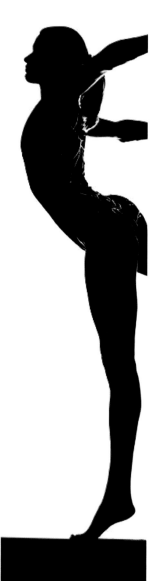

这种情况叫绝经后骨质疏松症。发病率可高达25%~50%。女性到了更年期之后,随着卵巢功能衰退,雌激素分泌减少,而雌激素能够抑制破骨细胞的骨吸收作用。更年期后随着雌激素水平的降低,对破骨细胞的抑制作用减弱,骨质中钙的流失大大增加,特别在绝经后的一年左右,钙的流失速度最快,往往在这个年龄阶段容易患骨质疏松,因此,女性关节疾病和骨折在50岁左右开始明显增高。但单纯补钙是无济于事的,钙的吸收是需要许多条件的,其中,关键的环节就是体内雌激素必须达到一定的水平。建议从源头保养开始,注重卵巢保养,提高体内雌激素水平,再加上钙质补充,不仅可以改善和预防骨质疏松,还可以延缓衰老,缓解更年期的其他症状。

据统计,通过这种方法补充雌激素10年,股骨颈骨折可以减少28%,补充15年者股骨颈骨折可减少40%,若补充20年者该发病率可下降55%。另外,还需要锻炼,因为锻炼可促使钙离子向骨质中沉积。

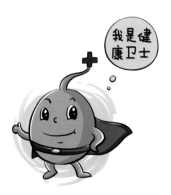

我是健康卫士

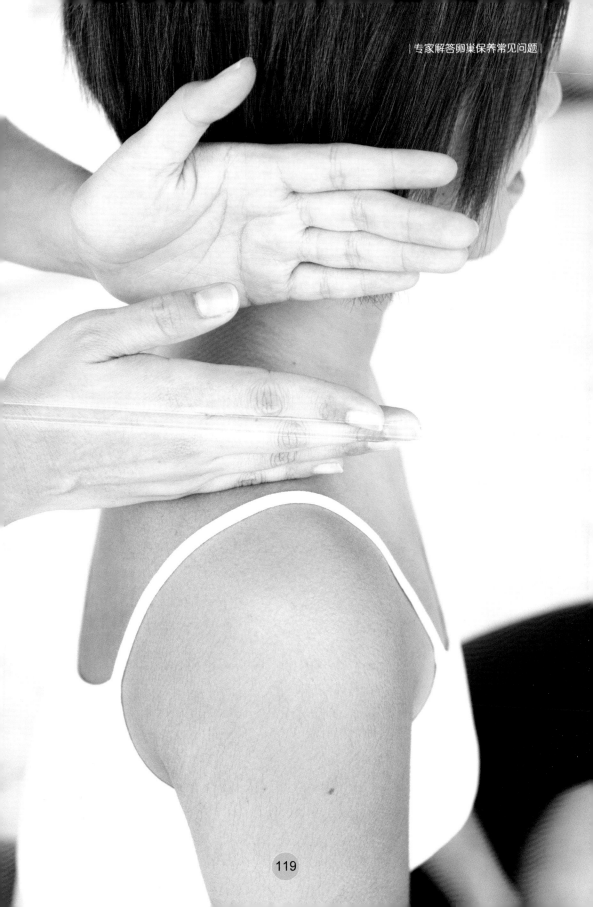

经常失眠、睡眠质量不好怎么办

您好！我今年27岁，经常失眠，即使睡着了，也感觉稍微有什么刺激就醒了，各种怪梦纷呈，而且醒了就再也难以入睡，这种情况已经严重影响到我的工作效率和生活热情，我该怎么办？

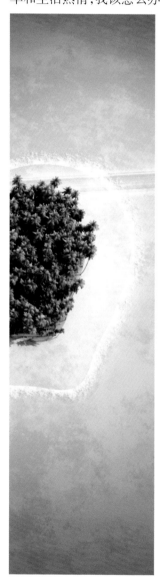

临床上，女性比男性失眠发病率明显要高。常常有以下问题：入睡困难；不能熟睡，睡眠时间减少；早醒、醒后无法再入睡；频频从噩梦中惊醒，自感整夜都在作恶梦；睡过之后精力没有恢复；发病时间可长可短，短者数天可好转，长者持续数日难以恢复；容易被惊醒，有的对声音敏感，有的对灯光敏感；很多失眠的人喜欢胡思乱想；长时间的失眠会导致神经衰弱和抑郁症，而神经衰弱患者的病症又会加重失眠。

睡眠也受到很多因素的影响。

（1）精神原因：压力过大，过度忧虑，紧张或焦虑，悲伤或抑郁，生气，容易出现睡眠问题。针对这种情况，患者必须学会放松，可以每天静坐半小时，增加疗效。

（2）胃病和心脏病：中医有句名言"胃不合则卧不安"，说明胃病患者睡眠常常受到影响；另外，中医认为，心主神明，心脏本身有病的患者，常常也会睡眠不安。这些疾病引起的睡眠障碍，必须从疾病本身治疗，只有原发疾病改善后，睡眠障碍才能改善。

（3）药物原因：比如、服用大环内酯类抗生素、抗高血压药物，等等。

（4）生活方式：最常见的是饮用咖啡或茶叶，晚间饮酒，睡前进食或晚饭较晚造成满腹食物尚未消化，大量吸烟，睡前剧烈的体力活动，睡前过度的精神活动，常年夜班工作，白天小睡，上床时间不规律，起床时间不规律，等等。

除了上述影响睡眠的原因外，大部分女性患者睡眠障碍与体内激素水平紊乱有关，其中主要表现为卵巢功能衰退，雌激素分泌减少，雌激素与雄激素水平失衡，进而影响自主神经功能失调，出现烦躁、抑郁、失眠、潮热、盗汗等相关症状。因此，从保养卵巢做起，增加体内雌激素的分泌水平，能够改善雌激素与雄激素水平的失衡，有效改善睡眠质量。

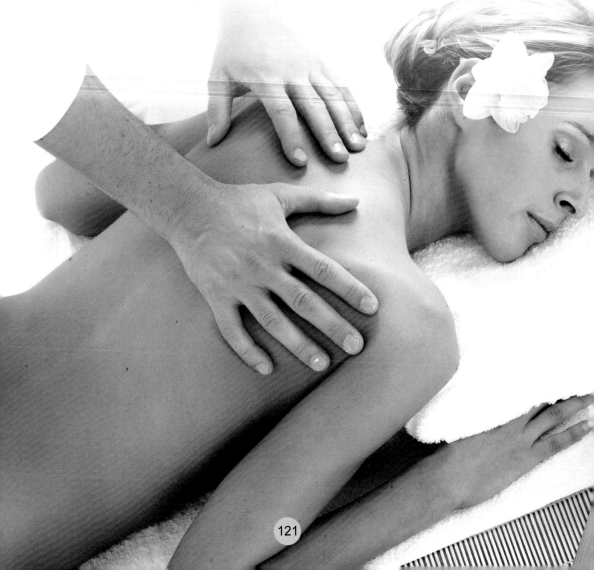

女性不正确的美容观念

您好！我现在才 37 岁，但近来脸上黄褐斑开始慢慢增多了，我到美容院做面膜，自己也花了很多钱购买各种化妆品，但是，并没有阻止斑点的增多，只是发现斑点略微变浅，收效甚微，为什么会这样呢？我该怎么办呢？

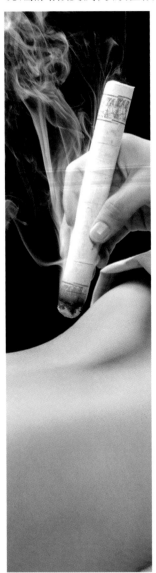

首先，要纠正女性不正确的美容观念，色斑、黄褐斑对爱美的女性来说，都是一个不小的考验。为了能重新获得白皙的肌肤，很多女性不惜花重金购买化妆品、去美容院做昂贵的美容，而最终没能解决问题，这是为什么呢？

其实，爱美是女人的天性，可是任何事情都应该从源头抓起，而不是只做表面功夫。黄褐斑的由来大多数是由于内分泌失调后，再加上自身饮食不合理，长期不恰当使用化妆品引起的。也就是说女性的面部仅仅是体内激素分泌水平的一面镜子，通过镜子，我们可以推测女性体内激素的分泌状态，了解其健康情况。面部斑点增多，往往反映体内雌激素水平不足，或者体内经络不通顺。如果仅仅关注面部的斑点，仅仅使用诸如面膜、化妆品等，直接作用于面部皮肤，不深入从内在的激素水平来"美容"，到头来肯定是竹篮打水一场空，永远不可能彻底改变黄褐斑的蔓延。

另外，长期使用速效祛斑霜、长时间浓妆艳抹、平时卸妆不彻底，使用不合格护肤品、化妆品，是皮肤铅汞中毒最常见的原因。化妆品重金属中毒，严重的可能引发神经衰弱、乏力、失眠、烦躁(汞引起)、色素沉着、疼痛(砷所致)、便秘、贫血

(铅所致)等症状。所以,化妆用面膜一定要谨慎,切勿乱用。

因此,女性一定要清楚地认识到,卵巢才是女性美丽之源,有

健康的卵巢,才有健康水平的雌激素,才有漂亮的女人。

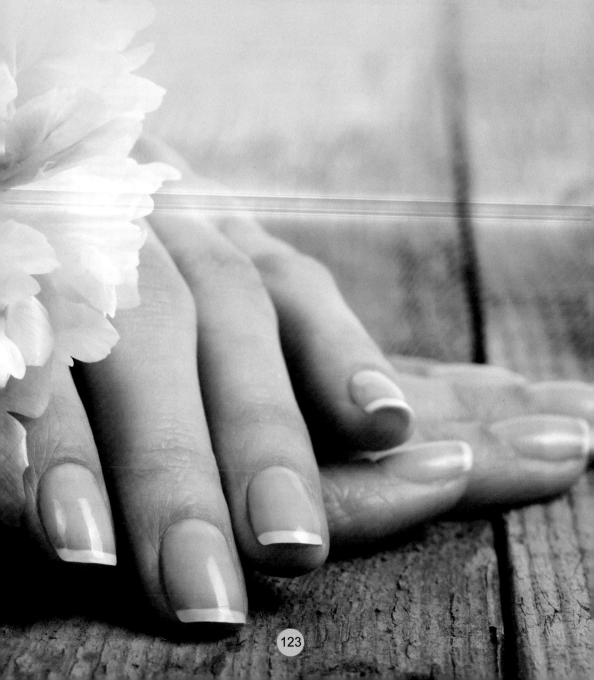

女性如何保持健康美丽的身材

您好！我刚过40岁,腰部、腹部赘肉渐渐增多,以前魔鬼"S"形身材渐渐消失,好像"大肚腩"离我越来越近,我如何改善这种情况,恢复以前健康美丽的身材呢?

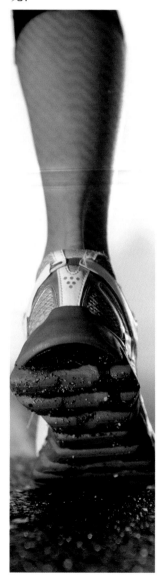

说到女性美丽的"S"形身材,我们常见到的"辣妈"、"御姐"、"女神"都拥有让一般女性艳羡的身材和容貌,她们的日常生活和行为习惯常常受到大众盲目的模仿,可是往往都有一种一直在模仿,但无法超越的感觉,这是为什么呢?

我们都应该注意一个现象,那就是一般身材好的女性,她们的日常基础保养工作都做得非常好。她们要么拥有良好的生活习惯,热爱生活;要么注重个人基础保养,每天都会花时间调理饮食、崇尚健康运动。其实,随着年龄的增长,女人体内激素分泌水平在慢慢地发生变化,尤其是卵巢分泌雌激素的水平慢慢减少,导致体内脂肪分布渐渐发生转变。比如:20岁的女性,卵巢功能旺盛,雌激素分泌充足,在雌激素的影响下,脂肪在胸部和臀部蓄积,形成了年轻女性的"S"形曲线;到了40岁,卵巢功能逐渐走向衰退,雌激素分泌减少,胸部脂肪流向背部,导致乳房松弛、下垂、外扩等。加上运动量不足,脂肪逐渐在腹部、大腿周围堆积,导致体型发胖、臃肿,形成"水桶腰"、"大肚腩"。有些女性朋友,为了一味追求所谓的魔鬼"S"形身材,不惜拿自己的健康去试验,或隆胸、或抽脂……这些不科学的塑身方式,给女性朋友的

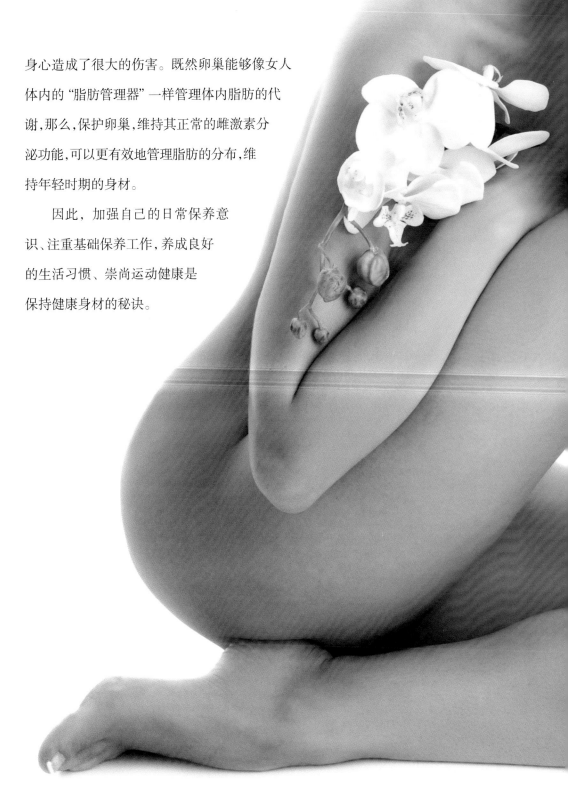

身心造成了很大的伤害。既然卵巢能够像女人体内的"脂肪管理器"一样管理体内脂肪的代谢，那么，保护卵巢，维持其正常的雌激素分泌功能，可以更有效地管理脂肪的分布，维持年轻时期的身材。

因此，加强自己的日常保养意识、注重基础保养工作，养成良好的生活习惯、崇尚运动健康是保持健康身材的秘诀。

夜尿多需要补充雌激素

您好！我今年 35 岁，每天晚上至少起夜一次，有时候有三五次，严重影响我的睡眠，到医院检查尿常规，肾功能，肾、输尿管、膀胱 B 超，结果显示都是正常的，请问我这到底是什么原因？该怎么调理？

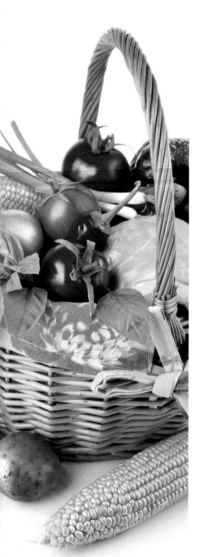

目前人们各方面压力增大，很多女性不得不长期熬夜工作，得不到充足休息，易使卵巢功能过早减退，体内激素分泌水平满足不了机体所需。尤其是卵巢分泌雌激素的水平，突然快速下降，导致生殖系统血液循环减少，身体器官组织得不到足够营养物质的滋养，而退化致外阴逐渐变平、变薄，以及阴道变短、变窄，阴道壁弹性减弱，黏膜变薄。有些女性可发生一系列由于膀胱及尿道黏膜萎缩所致症状，且由于膀胱容量随年龄增长而减小，因而尿液积聚稍多即会引起不自主的膀胱收缩，产生尿意，出现尿频、尿急、夜尿增多等。

您还比较年轻，可能由于你尚未意识到的某原因导致身体提前发生了一些细微变化，此时，一些检查结果可以是阴性的，但这并不能说明您的身体完全健康。建议您注意监测自身雌激素水平的变化，检查卵巢功能，评估卵巢年龄是否与您的实际年龄相符。至于调理，您可以在医生的指导下，有针对性地补充卵巢所需营养，多吃豆类及其制品、含钙丰富的食物，以及含铁、维生素 C 和维生素 E 的食物等。除此之外，生活要有规律，养成早睡习惯。

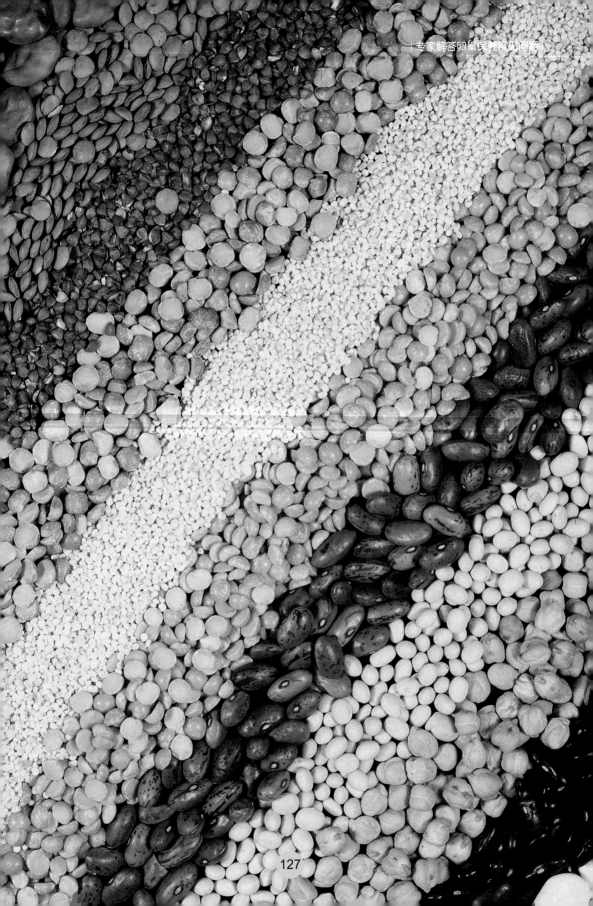

一侧卵巢切除术后的卵巢保养

医生：您好！我今年 26 岁，去年因为右侧卵巢黏液腺瘤切除了右侧卵巢。现在还年轻，没什么感觉，但我一直担心随着年龄的增长，我会不会老得更快，我需要补充雌激素吗？

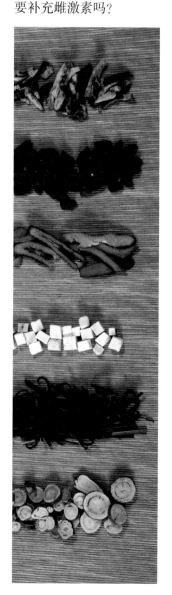

目前对卵巢早衰的治疗，主要是通过适当补充外源性的雌、孕激素来弥补卵巢功能的不足，延缓病理过程，有时这种模拟女性正常月经周期的方法，可让卵巢慢慢恢复其原有的功能。但是需要严格把握指征和剂量，并定期检查，针对病因治疗。因为用量得当，可以激发卵巢功能，用量不当反而会抑制卵巢功能。不过，针对卵巢早衰的治疗，选择中西医结合方法治疗极具发展潜力。据现代医学研究发现，中药方剂中多成分所显示出的多重综合效能与疾病的多环节、多因素的病因、病理相吻合。中药中各种微量元素既可以补充人体必需的微量元素，也可以调节人体对微量元素的吸收、转运和排泄，尤其是对内分泌的调节是中医的一大优势。中药对卵巢早衰的内分泌调节，主要是通过促进生殖功能的类激素样作用激发卵巢自身功能的恢复，调节营养代谢和微量元素吸收，以及减轻激素的副反应，从而因势利导，使卵巢逐步恢复功能。

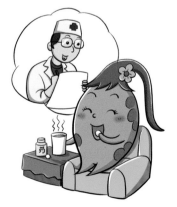

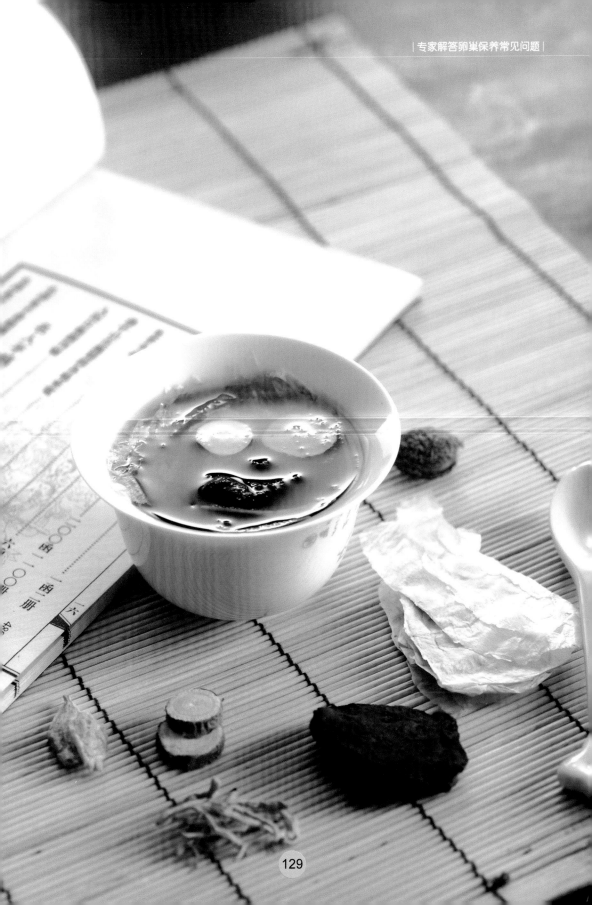

附件炎症要当心

您好！我今年 30 岁，最近几个月来我总是感觉腰部酸疼，尤其是劳累后。开始以为肾脏出了问题，肾功能及肾脏 B 超检查，结果都正常。妇科检查，结果是附件炎。什么是附件炎？是什么原因引起的？会出现什么后果？该如何调理和治疗？

在女性内生殖器中，输卵管、卵巢称为子宫附件。附件炎是指输卵管和卵巢的炎症。但是输卵管及卵巢炎症常常合并有宫旁结缔组织炎及盆腔腹膜炎，因为在诊断时不易区分，因此，宫旁结缔组织炎及盆腔腹膜炎也被称为附件炎。

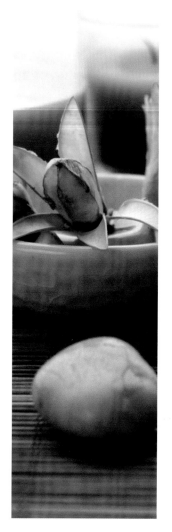

引起附件炎的原因有：性生活过早、过频，不注意经期卫生，经期性交或不洁性交等；清洗外阴不科学，导致病菌上行感染；宫腔手术器械消毒不合格造成医源性感染；腹腔炎症波及附件；长期便秘；流产及分娩后抵抗力下降导致感染，等等，都会导致附件炎。附件炎患者可以出现白带增多、月经量增多或经期延长、痛经、阴道不规则出血等，并伴有腰骶部酸胀、下坠感、性交痛、腹痛、腹泻等症状，以及尿频、尿急、尿痛等膀胱刺激症状；急性期可出现发热、寒战、呕吐等；病程长者还会出现精神不振、倦怠乏力、周身不适、失眠等，如果不及时治疗会导致盆腔炎、不孕症、宫外孕等严重并发症。

因此，为了防止卵巢功能受损，要及时到正规医院治疗，平时要注意个人卫生、合理膳食、科学避孕、避免经期性生活、多饮水、注意劳逸结合。平时多注意卵巢保养，尤其是术后多摄入具有卵巢保养功能的药物及食物。

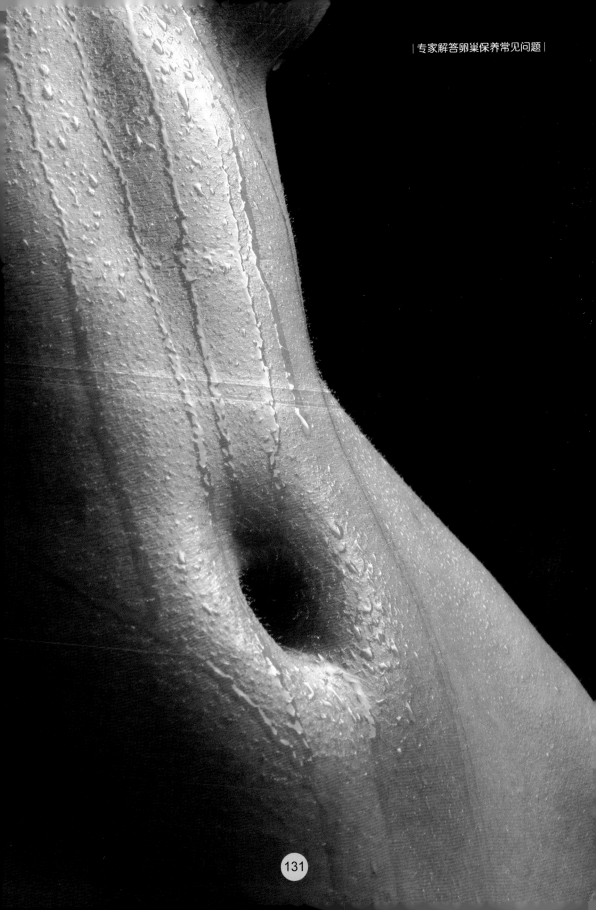

巢之安品牌核心产品

巢之安牌知本天韵胶囊

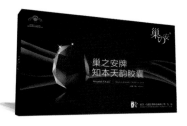

【主要成分】大豆提取物、低聚异麦芽糖、碳酸钙、覆盆子、血红素
铁、维生素C

【保健功能】抗氧化（养巢抗衰）

【成分来源】上市公司（华北制药、尖峰集团）提供、天然植物萃取

【产品规格】500mg/粒×72粒/盒

【保 质 期】24个月

【批准文号】国食健字G20100662

【执行标准】Q/YYT 0008S-2013

【生产企业】武汉一元堂生物科技有限公司

【卫生许可证号】鄂卫食证字（2011）第429000-000009号

【食用方法及食用量】每日1次，每次2粒

巢之安特别适合以下女性服用

适用人群	服用后的好处
爱美、注重保养的女性	使用巢之安后可以滋养卵巢，延缓卵巢的衰老，美容养颜，延缓衰老，提高机体抵抗力，预防疾病
手术后女性：流产、子宫或单侧卵巢切除女性	服用巢之安养巢，可以修复受损器官，调节内分泌，迅速恢复术前健康，提高女性私处抵抗能力，预防妇科炎症
月经不调、痛经的女性	巢之安可以有效保养卵巢，调节女性内分泌，消除女性经前不适症状，调节月经，使月经在色、量、周期上保持正常，并可有效推迟更年期、绝经期，消除经前紧张综合症，缓解和消除痛经症状
有皮肤问题的女性：痘痘、黄褐斑、皮肤衰老	服用巢之安保养卵巢后，可以促进皮肤胶原蛋白合成，提高皮肤弹性，延缓皱纹产生，消除细小皱纹，由于内分泌失调而引发的粉刺、痤疮也随之消失，色斑淡化，皮肤更加红润有光泽
身材走形：乳房下垂、小腹突出等	巢之安IFS养巢法保养卵巢，使女性身材凹凸有致，乳房发热，发胀丰满，小腹平坦
阴道干涩、性生活不协调	服用巢之安后，通过保养卵巢，修复卵巢受损组织和细胞，促进阴道分泌物和子宫粘液增多，增强女性性欲，增进夫妻间情趣
妇科病、抵抗能力低下，预防各种妇科肿瘤	服用巢之安可以提高女性阴道的自洁能力，恢复女性私处自然的酸性环境，预防各种妇科炎症，并调整内分泌，增强自身的抵抗能力，预防子宫肌瘤、卵巢囊肿、乳腺增生等女性肿瘤
临近更年期的女性、更年期的女性	服用巢之安后，对卵巢功能进行修复，有效改善潮红潮热、胸闷心慌、烦躁、月经紊乱等症状，推迟更年期或消除更年期症状
长期服用避孕药的女性	口服避孕药是人工合成激素，服用巢之安后可以消除人工合成激素引起的副作用；淡化因激素导致的色素斑；调节内分泌，调整因使用激素而导致的月经紊乱、经量少
绝经后女性	停经一年后的女性，月经完全有可能重来，停经时间越短，重来的时间越早，只要卵巢细胞没有完全坏死，月经就完全可以重来

● 月经期内皆可服用　　● 零激素检测　　● 10年市场验证养巢领导品牌

**巢之安官方微信
新会员招募中**

全国服务专线 **400-803-0162**
天猫旗舰店 http://chaozhian.tmall.com
官方网站 www.chaozhian.com.cn

巢之安企业介绍

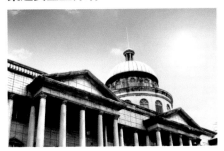

一元堂是国内首家建立于国际科研平台之上，集研发、生产、销售及健康定制服务于一体的专业女性健康管理机构。2004年成立至今，先后和亚洲女性衰老与生命科学研究院、中国多肽产业集团、武汉大学生命科学学院等国内外著名健康科研机构和院校达成战略合作，成为全球最值得信赖的女性健康管理连锁服务终端之一。巢之安是一元堂生物科技公司研发的拳头产品。

专注女性健康事业——源头保养

在"阳光""健康""真诚""有爱"的品牌内核指导下，一元堂全心关注女性群体健康与美丽，首创"女性源头健康管理"方案，针对不同女性个体特征及健康状况，从根源找到问题所在，运用世界领先的营养干预手段，彻底解决困扰女性各种的机体问题。

国际前沿技术——全息生物酶解技术

巢之安采用全息酶解技术生产线，它对药材的细胞壁进行水解或降解，破坏细胞壁结构，使其有效成分暴露、溶解、混悬或胶溶于溶剂中，用这种技术得到的分子单位更小、纯度更高、活性更强，吸收效果是传统工艺的十倍以上。是目前国际上最最前沿的植物提取技术。

国家标准化生产认证

一元堂所有产品皆严格按照中国保健食品GMP（良好生产规范）标准组织生产，获得国际标准化组织ISO9001认证和国家食品安全QS认证，拥有国际专利、国内发明专利、实用新型专利等多项优势专利技术成果。无可挑剔的生产流程与品控流程，从根本上保证了每件巢之安产品品质如一。

巢之安专业服务团队

选择巢之安，就等于选择了一个专业、庞大的售后服务团队，将为您提供一对一私享服务，比你更耐心倾听你身体对营养的需求，根据不同年龄、不同体质，有针对性的制定科学的健康干预方案，并从根本上加以调理，真正达到自内而外的美丽。

并且，巢之安拥有超一流医学专家、药学专家、营养学专家团队，是您身边无需挂号的专家门诊，每周定期在线，全方位解答您和您家人的健康疑难问题。

研发中心主任 **但汉雄** 教授

华中科技大学同济医学院博士学位。中国药理学会会员，中华医学会会员，湖北省药理学会理事。
擅长中医药现代化的研究和调理内分泌抗衰的研究与治疗。

首席营养师 **王秀玲** 高级营养师

资深女性健康专家，国家一级营养师，拥有全面、丰富的营养学、医学和中医食疗保健知识。
擅长于卵巢保养、内分泌失调、更年期综合症、月经不调、失眠、黄褐斑等女性疾病预防调理保健，以现代营养学和传统中医食疗相结合的方法，让广大女性朋友远离药品对人体的副作用，保持健康美丽。

VIP健康管理师 **加秀凤** 医学硕士

本科毕业于湖北中医药大学临床医学院中医学（中医美容与养生康复专业）；硕士毕业于华中科技大学同济医学院附属协和医院（中西医结合临床专业）。
擅长通过中西结合内外同治，利用天然药食辩证调配防治亚健康问题，尤其是中医美容与养生、肿瘤增生士疾病的防治与康复。

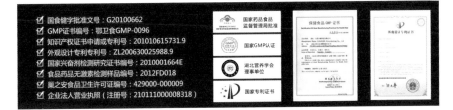

☑ 国食健字批准文号：G20100662
☑ GMP证书编号：鄂卫食GMP-0096
☑ 知识产权证书申请或专利号：201010615731.9
☑ 外观设计专利专利号：ZL200630025988.9
☑ 国家兴奋剂检测研究证书编号：2010001664E
☑ 食品药品无激素检测样品编号：2012FD018
☑ 巢之安食品卫生许可证编号：429000-000009
☑ 企业法人营业执照（注册号：210111000008318）

巢之安 十年验证
养巢首选

1.巢之安开辟了卵巢保养的先河，抓住了女性保养的源头

巢之安的配方成份，针对了女性卵巢抗氧化这一衰老健康根源。是从源头维护女性健康，打造女性年轻、美丽、健康、魅力。

2.巢之安是一个天然绿色的女性美容健康保养品

所有原料均由天然植物萃取，像牛奶一样安全。月经期间也可照常服用，这是其他女性调养类产品无法做到的。

3.巢之安是一个经过十年市场检验的品牌产品

十年来全国市场有关部门累计抽检巢之安100余次，无一次检验不合格。

巢之安累计销售上亿盒，迄今为止没有接到过一例恶性投诉和消费权益纠纷。

巢之安在绝大部分市场的回头购买率都超过了70%，消费者满意度和忠诚度极高。

4.巢之安是一个追求卓越品质的知名品牌

采用先进的全息生物技术，日本原装引进的生产线，保证了独有的国际品质。生产基地获得国家药品、保健品双GMP达标，产品经过三十三道工序严格检验。

巢之安的原料基本全部由上市公司提供，如大豆提取物来自华北制药（股票代码：600812）、卟啉铁来自尖峰集团（股票代码：600668）。

5.巢之安是一个国家专利保护的专利产品

巢之安是国家药品食品监督管理局批准的正规保健产品。

亚洲绿色新型营养组织认证推荐，商标、包装及配方均受到国家相关法律保护。

国家体育总局反兴奋剂中兴检测"0激素"证书。

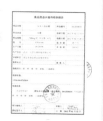

6.巢之安是一个服用简单，保养全面的女性保健品

只需睡前服用两粒，比其他方法都简单。

通过巢之安调理卵巢，不仅能保持青春容颜、魅力身材，还能保持内分泌、经期、妇科健康，改善失眠便秘、生殖系统衰老、更年期等等一系列的女性健康衰老问题。

7.巢之安是一个效果明显的美容健康品

巢之安连续十年全国热卖，服用6天就能看出变化，并且无一例不良反应投诉，近7000万女性通过巢之安收获了年轻、健康与女性魅力。

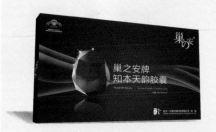

巢之安作为一款畅销中国10年的专业卵巢保养品，原材料均由上市公司提供，经过5年时间全国30多家3甲医院临床验证，现已获得国家药监局正式批号，2012年又通过了国家兴奋剂检测中心零激素检测报告，绝无任何毒副作用，通过近10年来，湖北、江苏、浙江、河北等市场上万名消费者调查统计，服用巢之安99.7%有效，特别针对于失眠、便秘、夫妻生活、色斑、皮肤、更年期症状效果明显，具服用者介绍，从服用巢之安1周到3个月，甚至几年，每个阶段，都有不同的收获：

服用1周：睡觉立刻变得香甜、便秘好转、面色红润，阴道分泌物增多，疲劳减轻。

服用半个月：皮肤光亮、细腻，心烦气躁、潮红潮热消失，浑身轻松、神情气爽。乳房有微微的发胀感，生殖系统活力明显提升，水润度增加，夫妻生活越来越好。

服用1个月：泌尿道感染减轻，记忆力加强，皮肤恢复细腻水嫩、有弹性，胸部坚挺，腰围越来越性感，多年难消的色斑变淡了，皱纹减少了，皮肤更加白皙女嫩。

服用3个月：经期不适明显改善，月经准时规律，瘙痒、疼痛、异味消失，白带清亮，内分泌活跃，处在更年期的女性，各种不适症状完全没有，色斑开始大块消失，身材越来越性感，不明的关节腰腿痛减轻，心情舒畅。

长期服用1~3年：全身变年轻、健康的趋势越来越明显，看上去比同龄人年轻10岁以上，至少推迟绝经期至少5~10年。还能预防骨质疏松、心血管病、抗肿瘤。

巢之安 十年·千万女性见证

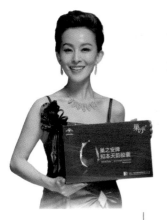

巢之安十年品牌历程

　　巢之安是武汉一元堂生物科技有限公司研发的用于女性健康养护和调理的专业养巢产品。它是中国首款卵巢保养产品，其全国首创"IFS养巢元素"被誉为"绿色养巢圣品"，更被定义为新型绿色卵巢营养产品。它是国内养巢第一品牌，国内卵巢保养理念缔造者，开创了中国女性卵巢保养的先河。它还以其独特的养巢理念和功效为众多女性带来了良好的使用体验。目前，巢之安已经过十年市场验证，营销网络已经覆盖了中国34省、市、自治区，畅销全国十余年，已有上千万女性同胞受益。

2014 年　●　巢之安新研发生产基地落户国家一级医药产业园
　　　　　　　——武汉光谷生物城，巢之安走进生物产业国家队

2013 年　●　巢之安荣获第五届中华妇幼健康大会"百姓最喜爱妇
　　　　　　　幼健康品牌"称号

2012 年　●　庆香港回归十五周年，巢之安"魅力女人港澳游"
　　　　　　　活动全国启动

2011 年　●　著名演员中国环保电影第一女主角刘惠成为巢之安
　　　　　　　品牌形象新大使

2010 年　●　巢之安配方向国家申请专利，品牌得到国家认可和
　　　　　　　国家法律保护

2009 年　●　与上市公司华北制药、尖峰集团达成战略合作，产
　　　　　　　品原料品质和工艺技术得到大幅提升，新工艺代表
　　　　　　　产品"幻紫纤红臻品装"在武汉香格里拉大饭店举
　　　　　　　办了隆重的新品发布会

2008 年　●　巢之安养巢月活动，女性健康科普走遍全国，女性
　　　　　　　保养意识在全国一线城市深入人心

2007 年　●　巢之安携手湖北省消费者委员会举办"3·15东方丽
　　　　　　　人大型文艺晚会"，开创了"晒品质、重诚信、引领
　　　　　　　和谐消费"的先河

2006 年　●　中国第一个国际名模谢东娜形象代言，巢之安热销
　　　　　　　全国奠定女性保健领导品牌

2005 年　●　巢之安利用时尚、娱乐元素普及养巢，巢之安"钻石
　　　　　　　风情"、"玫瑰雨晚会"大型品牌活动12个省市联动

2004 年　●　巢之安研发成功，武汉一元堂生物科技有限公司成立

巢之安官方微信
新会员招募中

全国服务专线 **400-803-0162**
天猫旗舰店　http://chaozhian.tmall.com
官方网站　www.chaozhian.com.cn

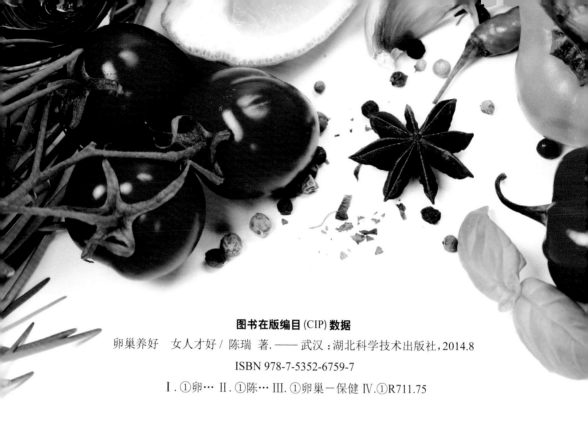

图书在版编目 (CIP) 数据

卵巢养好　女人才好 / 陈瑞 著. —— 武汉 : 湖北科学技术出版社, 2014.8

ISBN 978-7-5352-6759-7

Ⅰ. ①卵… Ⅱ. ①陈… Ⅲ. ①卵巢—保健 Ⅳ.①R711.75

中国版本图书馆 CIP 数据核字(2014) 第 109076 号

本书中文简体版由湖北科学技术出版社独家出版发行。

未经许可,不得以任何方式复制或抄袭本书的任何部分。

策划: 何　龙

责任编辑: 黄国香

书籍装帧: 蓓尔出版

出版发行: 湖北科学技术出版社

www.hbstp.com.cn

书号: ISBN 978-7-5352-6759-7

地址: 武汉市雄楚大街 268 号出版文化城 B 座 13-14 层

电话: (027)87679468　　邮编: 430070

印刷: 湖北睿智印务有限公司　　邮编: 430011

开本: 787 × 1092　　1/16

字数: 220 千字　　印张: 9

2014 年 8 月第 1 版

2014 年 8 月第 1 次印刷

定价: 29.80 元

本书如有印装质量问题可找承印厂更换